中等职业教育护理类专业第二轮教材

（供医药卫生类专业用）

U0297379

医护化学

（第2版）

主　编　李世杰　马　强

副主编　王世芳　王砚辉

编　者　（以姓氏笔画为序）

马　强（山东省临沂卫生学校）

王世芳（山东省青岛第二卫生学校）

王砚辉（曲阜中医药学校）

李　慧（山东省青岛第二卫生学校）

李世杰（山东省青岛第二卫生学校）

夏振展（泰山护理职业学院）

钱惠菊（江苏省常州技师学院）

黄俊娴（广东省湛江卫生学校）

中国健康传媒集团

中国医药科技出版社

内 容 提 要

本教材是"中等职业教育护理类专业第二轮教材",依据教育部相关文件要求,根据医护化学教学大纲的基本要求和课程特点编写而成。

本教材内容包括理论知识与实验指导两部分,其中理论知识有八个单元,分别介绍绪论、物质结构、溶液、电解质溶液、常见无机物及其应用、有机化合物与烃、烃的衍生物和生命中的重要有机物;实验指导包括化学实验基础知识、溶液的配制和稀释、电解质溶液、糖类和蛋白质的性质四个实验。本教材为书网融合教材,即纸质教材有机融合电子教材、教学配套资源(PPT、视频、图片等)、题库系统。

本教材适合医药卫生中等职业教育相同层次不同办学形式教学使用,也可作为医药行业培训和自学用书。

图书在版编目(CIP)数据

医护化学/李世杰,马强主编. — 2 版. —北京:中国医药科技出版社,2021.11

中等职业教育护理类专业第二轮教材

ISBN 978 – 7 – 5214 – 2619 – 9

Ⅰ. ①医… Ⅱ. ①李… ②马… Ⅲ. ①医用化学 – 中等专业学校 – 教材 Ⅳ. ①R313

中国版本图书馆 CIP 数据核字(2021)第 176400 号

美术编辑 陈君杞
版式设计 友全图文

出版 **中国健康传媒集团** | 中国医药科技出版社
地址 北京市海淀区文慧园北路甲 22 号
邮编 100082
电话 发行:010 – 62227427 邮购:010 – 62236938
网址 www.cmstp.com
规格 787mm×1092mm $\frac{1}{16}$
印张 9 $\frac{1}{2}$
彩插 1
字数 203 千字
初版 2013 年 7 月第 1 版
版次 2021 年 11 月第 2 版
印次 2021 年 11 月第 1 次印刷
印刷 北京紫瑞利印刷有限公司
经销 全国各地新华书店
书号 ISBN 978 – 7 – 5214 – 2619 – 9
定价 35.00 元

获取新书信息、投稿、为图书纠错,请扫码联系我们。

2012年，中国医药科技出版社根据教育部《中等职业教育改革创新行动计划（2010—2012年）》精神，组织编写出版了"全国医药中等职业教育护理类专业"十二五"规划教材"，受到广大医药卫生类中等职业院校师生的欢迎。为了进一步提升教材质量，紧跟学科发展，根据教育部颁布的《国家职业教育改革实施方案》（国发〔2019〕4号）、《中等职业学校专业教学标准（试行）》（教职成函〔2014〕48号）精神，中国医药科技出版社有限公司经过广泛征求各有关院校及专家的意见，于2020年3月正式启动组织第二轮教材的编写工作。在教育部、国家药品监督管理局的领导和指导下，在本套教材建设指导委员会专家的指导和顶层设计下，中国医药科技出版社有限公司组织全国相关院校教学经验丰富的专家、教师精心编撰了第二轮教材，该套教材即将付样出版。

本套教材全部配套"医药大学堂"在线学习平台。主要供全国医药卫生中等职业院校护理类专业教学是使用，也可供医药卫生行业从业人员继续教育和培训使用。

本套教材定位清晰，特点鲜明，主要体现如下几个方面。

1.立德树人，课程思政

教材内容将价值塑造、知识传授和能力培养三者融为一体，在教材专业内容中渗透我国护理事业人才必备的职业素养要求，潜移默化，让学生能够在学习知识的同时养成优秀的职业素养。优选"实例分析/岗位情景模拟""你知道吗"内容，体现课程思政。

2.立足教改，适应发展

为了适应职业教育教学改革需要，教材注重以真实护理项目、典型工作任务为载体组织教学单元。遵循职业教育规律和技术技能型人才成长规律，体现中职护理类专业人才培养的特点，着力提高学生的临床操作能力。以学生的全面素质培养和行业对人才的要求为教学目标，按职业教育"需求驱动"型课程建构的过程，进行任务分析。强调教材的针对性、实用性、条理性和先进性，既注重对学生基本技能的培养，又适当拓展知识面，实现职业教育与终身学习的对接，为学生后续发展奠定必要的基础。

3.强化技能，对接岗位

教材体现中等职业教育的属性，使学生掌握一定的技能以适应岗位的需要，具有一定的理论知识基础和可持续发展的能力。理论知识把握有度，既要给学生学习和掌握技能奠定必要的、足够的理论基础，也不要过分强调理论知识的系统性和完整性；

注重技能结合理论知识，建设理论-实践一体化教材。

4.优化模块，易教易学

设计生动、活泼的教学模块，在保持教材主体框架的基础上，通过模块设计增加教材的信息量和可读性、趣味性。例如通过引入实际案例以及岗位情景模拟，使教材内容更贴近岗位，让学生了解实际岗位的知识与技能要求，做到学以致用；"请你想一想"模块，便于师生教学的互动；"你知道吗"模块适当介绍新技术、新设备以及科技发展新趋势、行业职业资格考试与现代职业发展相关知识，为学生后续发展奠定必要的基础。

5.产教融合，优化团队

现代职业教育倡导职业性、实践性和开放性，职业教育必须校企合作、工学结合、学作融合。专业技能课教材，鼓励吸纳1~2位具有丰富实践经验的岗位人员参与编写，确保工作岗位上先进技术和实际应用融入教材的内容，更加体现职业教育的职业性、实践性和开放性。

6.多媒融合，数字资源

本套教材全部配套"医药大学堂"在线学习平台。理论教材在纸质教材建设过程中，建设与纸质教材配套的数字化教学资源，增加网络增值服务内容（如课程PPT、习题库、微课、动画等），使教材内容更加生动化、形象化。此外，平台尚有数据分析、教学诊断等功能，可为教学研究与管理提供技术和数据支撑。

编写出版本套高质量教材，得到了全国各相关院校领导与编者的大力支持，在此一并表示衷心感谢。出版发行本套教材，希望得到广大师生的欢迎，并在教学中积极使用本套教材和提出宝贵意见，以便修订完善，共同打造精品教材，为促进我国中等职业教育护理类专业教学改革和人才培养做出积极贡献。

中等职业教育护理类专业第二轮教材
建设指导委员会名单

数字化教材编委会

主　编　李世杰　马　强

副主编　李　振　王世芳　王砚辉

编　者　（以姓氏笔画为序）

马　强（山东省临沂卫生学校）

王世芳（山东省青岛第二卫生学校）

王砚辉（曲阜中医药学校）

李　振（山东省青岛第二卫生学校）

李　慧（山东省青岛第二卫生学校）

李世杰（山东省青岛第二卫生学校）

夏振展（泰山护理职业学院）

钱惠菊（江苏省常州技师学院）

黄俊娴（广东省湛江卫生学校）

医护化学是中等卫生职业学校护理、涉外护理、助产、口腔修复工艺、医学影像技术等专业的一门文化基础课程。本教材的编写以教育部制定的《中等职业学校化学课程标准》为依据，以中等卫生职业教育学生能力培养为本位，充分体现"工学结合""校企合作""医教协同"的现代教育理念，融合"互联网＋职业教育"的教育教学模式。

本教材以立德树人根本任务为出发点，以培养德智体美劳全面发展的高素质劳动者和技术技能人才为导向，遵循"实用为本，够用为度"的原则，尽量做到思想性、科学性、先进性、启发性和实用性相结合，努力体现适合于中等卫生职业教育所必需的化学基础知识、基本理论和基本技能。同时教材注重化学基本知识、化学原理与医护专业实际相结合，关注理论知识在医护实践和生活中的应用，旨在让学生接受教育增长知识的同时，全面提高学生的科学文化素养、职业能力，为今后专业知识的继续深造打下广泛而坚实的基础。

本教材主要供3年制普通护理、涉外护理、助产、口腔工艺技术等专业教学使用，总学时为36学时。本教材内容包括理论知识和实验指导两部分。理论知识部分设置了1个绪论单元和7个主题单元，主题单元包括物质结构、溶液、电解质溶液、常见无机物及其应用、有机物与烃、烃的衍生物、生命中的重要有机物，涵盖了中等卫生职业学生所必备的化学基础知识、基本理论和基本技能。主题单元前设置有"掌握""熟悉""了解"三个层次的学习目标，并以案例分析进行导入，教材内容注重引入医护工作实际中常用的化学知识，真正体现化学在医护领域中的应用。让学生带着目标、伴着激情和兴趣投入到学习中去，既提高了学习兴趣，又拓宽了知识面。实验指导部分包括四个实验，分别为：化学实验基础知识、溶液的配制和稀释、电解质溶液、糖类和蛋白质的性质。

本教材的基本知识和基本理论部分以学生的已有认知为前提，突出了对知识点的描述，由浅入深，层次明确，通俗易懂；实验部分突出"方法与技能"，有利于提高学生的动手能力。同时，根据医护化学教学的特点，对学生的学习方法给予启发式指导，真正体现中等职业学校以能力培养为目标的教学方法。

此外，教材同步建设以纸质教材内容为基础的数字教学资源，每一单元都配套有PPT课件，对一些教学中的重点、难点和单元总结以微课形式进行展示，并建设有数字教学题库，在纸质版教材中通过二维码进行链接呈现。

本教材由山东省青岛第二卫生学校、山东省临沂卫生学校、曲阜中医药学校、泰山护理职业学院、广东省湛江卫生学校、江苏省常州技师学院等学校长期从事医护化学教学的教师编写，并得到参编学校的大力支持，在此表示感谢！

由于编者水平和编写时间所限，教材中的疏漏与不当之处在所难免，敬请使用本教材的同行和读者批评指正，以便修订与完善。

编　者
2021 年 9 月

目录

- 1. 掌握化学研究的对象。
- 2. 熟悉化学与人类进步和社会发展的密切关系。

- 1. 掌握原子结构与元素性质的关系；离子键和共价键的形成与概念。
- 2. 熟悉电子式的写法；主族元素的性质递变规律。

- 1. 掌握物质的量、摩尔质量的定义、单位及有关计算，溶液浓度的表示方法。
- 2. 熟悉各种浓度间的换算；溶液的配制、稀释及有关的计算。

1. 掌握如何区分强、弱电解质；弱电解质的电离平衡；缓冲溶液的组成。

2. 熟悉溶液的酸碱性和 pH 的关系。

1. 掌握卤素及其化合物的主要性质；钠、钾及其化合物的主要性质。

2. 熟悉卤素化合物在医学中的应用；碱金属与碱土金属化合物在医学中的应用。

1. 掌握有机化合物的特性和结构特点。

2. 熟悉有机化合物、同分异构体和官能团的概念。

1. 掌握醇、酚、醚、醛、酮、羧酸的定义及命名方法；醇的主要化学性质。

2. 熟悉醇、酚、醚、醛、酮、羧酸、酯的结构；羧酸的结构与性质的关系。

1. 掌握油脂、糖类和蛋白质的组成及常见糖类与蛋白质的鉴别方法。

2. 熟悉油脂、糖类和蛋白质的结构和性质。

第一单元　绪　论

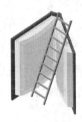

【学习目标】

1. **掌握**　化学研究的对象。
2. **熟悉**　化学与人类进步和社会发展的密切关系。
3. **了解**　化学与医学的关系。

案例分析

考入卫生学校的学生小李，选择了护理专业。来学校报到后，她发现本学期的课程中有医护化学这门课。小李想知道这门课与自己的专业有哪些关联？

问题

1. 说出化学与医学的关系。
2. 找出医护化学的学习方法。

一、化学研究的对象

世界是由物质组成的，物质是人类赖以生存的基础。对物质的研究，不断推动着人类文明的进步。化学是在原子和分子水平上研究物质的组成、结构、性质及其变化规律与应用的一门科学，是人类用以认识和改造物质世界的主要方法和手段。

根据所研究的对象、方法、手段、目的和任务不同，化学可以分为无机化学、有机化学、分析化学、物理化学和生物化学等不同的分支学科。无机化学是研究无机物质组成、结构、性质和反应的化学，主要研究对象为所有元素的单质及其无机化合物；有机化学是研究有机物的结构、性质、合成方法及其应用的化学，主要研究对象为碳氢化合物及其衍生物；分析化学是研究物质的成分和含量的化学；物理化学是研究化学反应机制、反应中的能量变化和反应速率理论及物质结构的化学；生物化学是研究有机体生命过程的化学。

针对中等卫生职业教育的医护化学课程，其学习内容主要为无机化学和有机化学的相关知识。

二、化学发展史

化学发展的历史，大致分为三个时期：古代化学时期、近代化学时期和现代化学时期。

古代化学时期（十七世纪中叶以前）：100万年前人类开始利用火改造自然，开启了化学在人类文明中的大门。古代化学知识主要来自具体的生产生活，并蕴含在生产生活的各个行业，比如医药、制陶、冶铁、造纸、酿酒等行业。各行各业的发展积累了大量的实践经验和化学知识，这些化学知识的主要特点是实用性、经验性和零散性。在这一时期，人们基本没有化学的概念，化学知识也没有上升为系统的理论。

医药一直与化学紧密相关，从神农尝百草开启了中草药治病，对中草药煎煮就是最原始的萃取操作。炼丹术在我国历史上很长一段时间都十分盛行，这对化学的发展有着重要的推动作用。炼丹家有目的地将各种物质进行搭配烧炼，使用了燃烧、煅烧、蒸馏、升华、熔融、结晶等操作，炼制出了一些具体的化学物质，其中包括一些金属，这也推动了金属冶炼的发展。在这一系列的过程中，人们得到了一些化学知识，也掌握了很多化学实验的方法。

近代化学时期（十七世纪中叶至十九世纪末）：这一时期是化学确立并大发展的时期。1661年玻意耳提出科学元素说；1777年拉瓦锡提出了燃烧的氧化学说；1811年阿伏伽德罗提出分子假说；1827年道尔顿建立了原子论；1828年德国化学家维勒在实验室里用无机物制得了有机物；1869年门捷列夫的元素周期律；1890年德国化学家凯库勒提出了苯的结构式等。

一系列的化学重大事件推动着化学开始形成了系统的理论，真正成为了一门科学，并有了很多分支学科。无机化学、有机化学、分析化学和物理化学四大基础学科的相继建立；各种化学理论不断涌现，原子价键理论、过渡态理论、热力学三大定律等相继出现，化学成为了自然科学领域一门重要的科学，极大地提高了人们对世界的认识能力和改造能力。

现代化学时期（二十世纪以来）：随着人类科技文明的不断推进，化学也加速发展，同其他学科进一步相互交融，产生了许多的化学分支学科。化学在理论、研究方法、实验技术以及应用等方面都发生了深刻的变化。19世纪末的三大发现——X射线、放射性和电子，打开了原子和原子核的大门，使化学家能够从微观的角度研究物质的性质和化学变化；利用已有的理论和现代测试仪器，通过物质结构、性质和组成的相互关系，人们从更深层次研究化学变化的规律性。

人类生产生活方式的变化，促进了与现代发展相适应的化学分支学科不断出现，高分子化学就是一门迅速发展起来的化学分支学科。三大人工合成工业（橡胶、塑料和纤维）成为人类物质生活中不可缺少的部分，系统地研究高分子的结构、功能、合成、生产的高分子化学便应运出现。而在材料应用和研究中，无机合成材料、复合材料以及适应特殊需要的具有光敏、导电、光导、耐压、耐热或苛刻条件下的稳定性等特殊性能的材料也十分重要，于是很自然地形成了材料化学、合成化学等分支学科。化学与其他科学之间的相互交叉融合，也形成了许多的边缘学科，例如生物化学、环境化学、材料化学、元素有机化学、药物化学等。

合成各种物质是化学研究的主要目的之一，胰岛素、活性蛋白质、血红素和核酸的合成，为有机物、高分子化合物、生命物质的合成和探索生命科学提供了发展方向。我国率先合成了具有生物活性的蛋白质——结晶牛胰岛素和酵母丙氨酸转移核糖核酸，并完成了猪胰岛素晶体结构的测定，在人类揭开生命奥秘的历程中向前迈进了一大步。2000 年，我国科学家加入了国际人类基因组计划，为在 21 世纪完全能将 10 万条基因分离，搞清其结构与功能，为人类彻底认识生命本质、开展基因治疗、攻克癌症等作出应有的贡献。

三、化学与医学的关系 e微课

化学的发展从来都是与医学的发展相互融合、相互伴随的。一方面，医学的发展要求基础学科化学为其发展提供发展的理论、技术和物质基础，促进化学不断研究新的药物、发展新的工艺技术；另一方面，化学的发展又为医学的发展提供了技术和物质保障，新的药物和新的工艺促进了医学的进一步发展。医学研究的主要对象是人体，而人体各种组织是由蛋白质、脂肪、糖类、无机盐和水等物质组成，其中包含着由几十种化学元素构成的上万种物质。人体的生命活动如呼吸、消化、排泄、循环以及各种器官的活动等，都伴有体内的化学变化。例如，研究生命活动的生物化学就是从无机化学、有机化学和生理学发展起来的。医学的主要任务是研究人体中生理、心理和病理现象的规律，从而寻求预防和治疗疾病的有效方法，以保障人类健康。

医学研究的目的是防病、治病，为人类的健康服务，预防和治疗疾病主要依靠药物，用药物来调整因疾病而引起的种种异常变化，而药物的药理作用与药物的化学结构和化学性质有关。药物是人类战胜疾病的重要武器，利用药物治疗疾病是化学对医学和人类文明的重大贡献之一。现代化学的发展，为药物的发展开辟了一个崭新的天地，依靠化学，可以研究药物的组成、结构，从本质上认识药物，进而在工厂里大规模的合成药物。当今，合成药物已达几千种，95% 来自化学合成。没有化学就没有现代药物，就不会有现代医学。临床上用的生理盐水是 $9g/L$ 的氯化钠溶液，治疗低血钾症用的氯化钾等化学物质。钙是人体必需元素，钙的缺乏将造成骨骼畸形、手足抽搐、骨质疏松等许多疾病，儿童与老人常需要补钙。

临床上为了帮助诊断疾病，常运用化学原理和化学方法对血、尿、胃液进行医学检验。例如尿中葡萄糖、丙酮含量的测定为糖尿病的诊断提供科学依据。在医护工作中经常用到药物溶液的配制、预防医学和卫生监测等，都要用到丰富的化学知识。随着医学科学的发展，人造器官、血管、皮肤、代血浆等在临床的应用，放射性核素疗法的广泛应用，分子生物学、分子生理学、分子遗传学不断取得新进展，更加密切了化学与医学的联系。

对于中职学校医药卫生专业学生来说，化学既是一门文化基础课，又是一门重要的医学基础课，为进一步学习生物化学、生理学、病理学等医学基础课的基础知识。

四、学习化学的方法

医护化学的主要内容包括化学基本概念、基本理论、常见化合物的结构、性质和应用，基本化学计算和化学实验基本操作等。根据医护化学的知识结构特点，要学习好化学，虽然没有捷径可循，但要注意科学的学习方法。

第一，要准确、牢固地掌握化学基本概念、基本知识和基本技能，就要根据每个单元的要点导航，学会课前预习。在课堂上带着问题，紧跟教师思路，从教师的讲解中学会问题的提出和解决方法、实验现象的分析以及如何归纳得出结论等科学的学习方法。

第二，在学习过程中，要在理解的基础上加强记忆，在记忆的基础上加深理解，理解才能提高，才能自我进行分析、比较、归纳和总结。同时，要重视化学实验操作与实验现象和实验结果的分析，珍惜和利用学校实验条件，培养自己的动手能力、观察、记录、分析和解决问题的能力。

第三，学会用辩证唯物主义的观点来认识和理解与化学有关的各种自然现象和物质运动的变化规律，正确运用化学语言进行表述有关的化学问题。掌握化学实验的基本操作技能，增强科学探究意识，提高实践能力。在掌握化学基础知识、基本概念、基本理论和常见元素及其化合物的性质的基础上，解释和解决一些化学问题，尤其是与医护工作密切相关的化学问题，形成理论联系实际的科学作风。

目标检测

思考题

1. 化学与医学的关系如何？
2. 谈一谈如何学好医护化学。

（李世杰　马　强）

书网融合……

e微课　　E单元小结　　E自测题

第二单元 物质结构

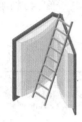

【学习目标】

　　1. **掌握**　原子结构与元素性质的关系；离子键和共价键的形成与概念。

　　2. **熟悉**　电子式的写法；主族元素的性质递变规律。

　　3. **了解**　原子核外电子排布；元素周期表的结构；配位键的概念。

案例分析

　　护理专业的学生小李和妈妈到姨妈家做客，姨妈拿出了"富硒苹果"招待小李，小李很想弄清楚硒是什么元素，"富硒"有哪些好处。

问题

1. 找出硒在元素周期表中的位置。

2. 写出硒的电子式，说出硒与元素周期表中相邻元素金属性的强弱关系。

3. 利用网络，搜索硒元素对人体健康的影响。

第一节　原子的结构

　　世界是由物质构成的，物质是如何构成的？自古以来人类就不断追寻这个问题的答案，不断地推进着科学的进程。现在我们基本上已经认识到，物质是由微粒构成的，原子就是一种构成物质的重要微粒。古希腊的唯物主义哲学家留基伯首先提出了原子的概念，他的学生德谟克利特进行了完善和发展，他们用"原子"这一概念来指称构成物质的最基本微粒。19世纪初英国的化学家道尔顿对原子的概念进行了重新阐述，提出了具有近代意义的原子学说，道尔顿原子学说的提出也被认为是近代化学创立的标志性事件。

一、原子的组成与同位素

（一）原子的组成

　　道尔顿基于当时的科学实验水平，认为原子是不可分割的实心小球，这一观点延续了相当长的时间。到了19世纪末一些物理现象被科学家陆续发现，人们开始意识到原子也有其内部的结构。20 世纪初，英国科学家卢瑟福根据 α 离子散射实验，提出了原子结构的天体模型。他认为原子是由居于原子中心带正电荷的原子核与原子核外带负电荷的电子构成，核外电子绕原子核高速的运动，这种原子模型与我们现在认识的原子结构非常接近。

原子很小，半径约为 10^{-10} 米，无法用肉眼看到，是化学反应中的最小微粒。现代科学实验证明原子由三种微粒构成，质子、中子和电子（表 2-1）。原子中所有的质子与中子相互结合构成原子核，居于原子的中心，电子在原子核外一定空间区域内围绕原子核高速运动。

表 2-1　构成原子的粒子及其性质

	电性和电量	质量（kg）	相对质量
质子	带 1 个单位正电荷	1.673×10^{-27}	1.007
中子	不带电	1.675×10^{-27}	1.008
电子	带 1 个单位负电荷	9.109×10^{-31}	1/1836

原子核内中子不带电，1 个质子带 1 个单位的正电荷，原子核所带的正电荷数称为核电荷数，其数值等于原子核内的质子数。原子核外 1 个电子带 1 个单位的负电荷。原子整体不显电性，所以原子的核外电子数和核内质子数相等，都等于核电荷数。

核电荷数 = 核内质子数 = 核外电子数

原子核非常小，其半径约为原子半径的几万分之一。虽然原子核只占据原子非常小的空间，但却集中了整个原子 99.9% 以上的质量，核外电子只占整个原子不到 0.1% 的质量。质子的相对质量为 1.007，中子的相对质量为 1.008，两者的相对质量都近似为 1，我们将原子核内所有的质子和中子的相对质量取近似整数值相加所得的数值称为原子的质量数。我们采用符号 N 表示原子具有的中子数，用符号 Z 表示质子数，用符号 A 表示原子的质量数，则三者之间的关系如下：

质量数(A) = 质子数(Z) + 中子数(N)

原子的结构可以采用核素符号进行表示。对于某一原子，在其元素符号的左上角标注该原子的质量数（A），左下角标注原子的在质子数（Z），就完成了该原子的核素符号书写。核素符号可以清晰地表达该原子的结构和构成该原子的微粒之间的关系（图 2-1）。

$$原子 (^A_Z X) \begin{cases} 原子核 \begin{cases} 质子 Z 个 \\ 中子 (A-Z) 个 \end{cases} \\ 核外电子 Z 个 \end{cases}$$

图 2-1　核素符号与原子内微粒的关系

例如，核素符号$^{18}_{8}O$中，左上角数字表示该氧原子的质量数是18，左下角数字表示质子数是8，中子数为质量数18减去质子数8是10，核外电子数等于核内质子数也是8。对于该原子的结构可以描述为：8个质子和10个中子结合构成原子核，原子核外8个电子围绕原子核高速运动。

由于每种元素的质子数是固定的，对已知元素种类的原子，其核素符号书写时，也可以只在左上角标注该原子的质量数。比如，由于氧原子的质子数是固定值8，上文所述氧原子的核素符号也可以表示为^{18}O。

（二）同位素

人们很早就有了元素的概念，代表性的有古希腊哲学家亚里士多德提出的"四元素"学说，但与现在的元素概念相差甚远。我们将具有相同核电荷数（质子数）的同一类原子总称为元素。例如，所有的氢原子我们称为氢元素，因为它们的核电荷数都是1（都含有1个质子）；所有的氧原子我们称为氧元素，因为它们的核电荷数都是8（都含有8个质子）。相同元素的原子都具有相同的核电荷数（质子数）；不同元素的原子，其核电荷数（质子数）一定不相同。

虽然同种元素原子的核电荷数（质子数）相同，但中子数会存在差异。例如，氢元素有三种不同的原子（表2-2），它们原子核内都有1个质子，但中子数却不相同。我们把这种质子数相同而中子数不同的同种元素的不同原子互称为同位素。同一元素的各种同位素虽然质量数不同，但化学性质完全相同，用单纯的化学方法很难分离同一元素的不同同位素。

表2-2 氢元素的三种同位素原子

名称	质子数	中子数	核电荷数	质量数	符号
氕	1	0	1	1	$^{1}_{1}H$ (H)
氘	1	1	1	2	$^{2}_{1}H$ (D)
氚	1	2	1	3	$^{3}_{1}H$ (T)

大多数元素都有同位素，目前已发现的118种元素中，同位素数目已接近2000种。有些同位素原子不稳定，原子核会发生变动，放射出具有穿透力的高能射线（α、β和γ等射线），称为放射性。具有放射性的同位素称为放射性同位素，没有放射性的同位素称为稳定同位素。

现在发现的元素都有放射性同位素。像我们非常熟悉的碳元素有$^{12}_{6}C$、$^{13}_{6}C$、$^{14}_{6}C$三种同位素，其中$^{12}_{6}C$和$^{13}_{6}C$是稳定同位素，而$^{14}_{6}C$具有放射性，是放射性同位素，可用于测定文物或化石的年代。放射性同位素在很多领域都有应用，在医学上也具有很大的作用。

医学中的放射性

放射性同位素在医学上有着广泛应用。利用放射线如放射性同位素产生的 α、β、γ 射线和各类 X 射线治疗机或加速器产生的 X 射线、电子线、质子束及其他粒子束等治疗恶性肿瘤的方法称为肿瘤放射疗法，简称放疗。$^{60}_{27}Co$ 具有强烈的放射性，放出的高能射线能深入组织，对癌细胞有破坏作用，用来治疗恶性肿瘤。$^{131}_{53}I$ 可以通过 NaI 溶液的形式直接用于甲状腺功能检查和甲状腺疾病治疗；$^{32}_{15}P$ 的化合物磷酸钠注射液可用于治疗真性红细胞增多症，还可用于鉴别乳腺肿瘤的良性或恶性等。

特别注意的是，高能射线对人体会产生巨大的影响，随着射线作用剂量的增大，可能诱发白血病、甲状腺癌、骨肿瘤等严重疾病，对胎儿可能会造成先天性畸形等问题。在放射性环境工作的人员，要特别注意放射防护。

二、原子核外电子的排布

（一）原子核外电子的排布规律

1. 电子的运动状态　核外电子在原子核周围一定区域做高速运动，其运动状态无法用宏观物体运动的规律进行描述，只能采用电子在原子核周围某区域出现的概率进行描述，出现概率大的区域也称为电子的运动区域。对于核外电子来说，能量低的电子，通常在距离原子核近的区域运动；能量高的电子，通常在距离原子核远的区域运动。

我们将电子在原子核外的运动空间由近及远划分为七个区域，称为电子层。电子层的序数采用符号 n 表示，距离原子核由近到远分别为 1、2、3、4、5、6、7 电子层，它们也可以分别采用符号 K、L、M、N、O、P、Q 来表示（表2-3）。电子层数越小，电子的运动区域离原子核越近，电子的能量越低；电子层数越大，电子的运动区域离原子核越远，电子的能量越高。

表2-3　电子层符号、离核远近和电子的能量关系

电子层序数（n）	1	2	3	4	5	6	7
电子层符号	K	L	M	N	O	P	Q
与原子核距离	近						远
电子的能量	低						高

2. 核外电子的排布　核外电子是分层运动又称为核外电子的分层排布。对于多电子原子来说，核外电子总是尽先占据能量最低的电子层，当能量最低的电子层排满后再依次排布在能量较高的电子层中，这一规律称为能量最低原理。

对于原子核外电子排布的规律可以归纳为以下几点：

①各电子层最多容纳的电子数目是 $2n^2$。

n = 1 　　K 层 　　最多容纳的电子数为 　　$2 \times 1^2 = 2$ 个

n = 2 　　L 层 　　最多容纳的电子数为 　　$2 \times 2^2 = 8$ 个

n = 3 　　M 层 　　最多容纳的电子数为 　　$2 \times 3^2 = 18$ 个

n = 4 　　N 层 　　最多容纳的电子数为 　　$2 \times 4^2 = 32$ 个

… 　　　　… 　　　　… 　　　　　　　…

②最外层电子数目不超过 8 个（K 层为最外层时不超过 2 个）。

③次外层电子数目不超过 18 个。

根据上述排布规则，可得到核电荷数 1~20 元素原子的核外电子排布情况（表 2-4）。

表 2-4　核电荷数 1~20 元素原子的核外电子排布

核电荷数	元素名称	元素符号	各电子层的电子数			
			K	L	M	N
1	氢	H	1			
2	氦	He	2			
3	锂	Li	2	1		
4	铍	Be	2	2		
5	硼	B	2	3		
6	碳	C	2	4		
7	氮	N	2	5		
8	氧	O	2	6		
9	氟	F	2	7		
10	氖	Ne	2	8		
11	钠	Na	2	8	1	
12	镁	Mg	2	8	2	
13	铝	Al	2	8	3	
14	硅	Si	2	8	4	
15	磷	P	2	8	5	
16	硫	S	2	8	6	
17	氯	Cl	2	8	7	
18	氩	Ar	2	8	8	
19	钾	K	2	8	8	1
20	钙	Ca	2	8	8	2

（二）原子核外电子排布的表示方法

1. 原子结构示意图　用小圆圈表示原子核，小圆圈内的 +X 表示质子数（核电荷数），小圆圈外的弧线表示电子层，弧线上的数字表示该电子层上的电子数（图2-2）。

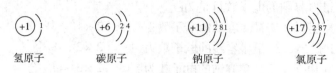

| 氢原子 | 碳原子 | 钠原子 | 氯原子 |

图2-2 原子结构示意图

2. 电子式 用元素符号表示原子核和内层电子，并在元素符号周围用小黑点"·"或小叉号"×"表示原子最外层的电子（图2-3）。

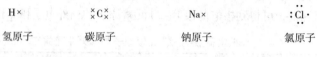

| 氢原子 | 碳原子 | 钠原子 | 氯原子 |

图2-3 电子式

三、原子结构与元素性质的关系

元素的性质与元素原子的结构有着密切的关系。我们发现，稀有气体元素原子最外层电子数都是8个（氦是2个），它们化学性质非常稳定，基本不发生化学反应，我们称之为8电子稳定结构。对于其他元素的原子倾向于通过得电子或失电子形成8电子稳定结构。

1. 元素的金属性 是指元素的原子失去电子形成阳离子的能力。金属元素原子最外层电子数一般少于4个，在化学反应中往往通过失去电子，使次外电子层变为最外电子层，形成8电子稳定结构。原子失去电子的能力越强，该元素的金属性就越强。

2. 元素的非金属性 是指元素的原子得到电子形成阴离子的能力。非金属元素原子最外层电子数一般多于4个，在化学反应中往往通过得到电子，使最外电子层形成8电子稳定结构。原子得到电子的能力越强，该元素的非金属性就越强。

第二节 元素周期律和元素周期表

一、元素周期律

把元素按核电荷数（质子数）由小到大进行排序编号，得到的序数称为该元素的原子序数。

$$原子序数 = 核电荷数 = 核内质子数 = 核外电子数$$

按照原子序数递增的顺序，对元素性质进行研究时，人们发现元素性质在很多方面存在着明显的周期性变化规律。我们以3~18号元素进行讨论（表2-5）。

表 2 - 5　元素性质随原子序数的变化情况

原子序数	元素名称	元素符号	最外层电子数	原子半径(10^{-10}m)	最高正负化合价	金属性和非金属性
3	锂	Li	1	1.52	+1	活泼金属元素
4	铍	Be	2	1.11	+2	金属元素
5	硼	B	3	0.88	+3	不活泼非金属元素
6	碳	C	4	0.77	+4　-4	非金属元素
7	氮	N	5	0.70	+5　-3	活泼非金属元素
8	氧	O	6	0.66	-2	很活泼非金属元素
9	氟	F	7	0.64	-1	最活泼非金属元素
10	氖	Ne	8	—①	0	稀有气体元素
11	钠	Na	1	1.86	+1	很活泼金属元素
12	镁	Mg	2	1.60	+2	活泼金属元素
13	铝	Al	3	1.43	+3	金属元素
14	硅	Si	4	1.17	+4　-4	不活泼非金属元素
15	磷	P	5	1.10	+5　-3	非金属元素
16	硫	S	6	1.04	+6　-2	活泼非金属元素
17	氯	Cl	7	0.99	+7　-1	很活泼非金属元素
18	氩	Ar	8	—	0	稀有气体元素

注：①稀有气体元素原子半径与普通元素原子半径的测定方法不同，数据不在表中列出。

（一）核外电子排布的周期性变化

从表 2 - 5 中电子排布的情况来看，原子序数为 3 ~ 10 的元素（从 Li 到 Ne），都有 2 个电子层，最外层电子数从 1 逐次增加到 8，最后达到 8 电子稳定结构；而原子序数为 11 ~ 18 的元素（从 Na 到 Ar），都有 3 个电子层，最外层电子数也是从 1 逐次增加到 8，最后也达到 8 电子稳定结构。也就是说，随着原子序数的递增，元素原子的最外层电子排布呈现出周期性的变化。

（二）原子半径的周期性的变化

从表 2 - 5 中原子半径的情况来看，除了两种稀有气体元素 Ne 和 Ar 外，原子序数为 3 ~ 9 的元素，随着原子序数的递增，原子半径由 Li 元素的 1.52×10^{-10} m 递减到 F 元素的 0.64×10^{-10} m，原子半径逐渐减小。而原子序数为 11 ~ 17 的元素，随着原子序数的递增，原子半径由 Na 元素的 1.86×10^{-10} m 递减到 Cl 元素的 0.99×10^{-10} m，原子半径也是逐渐减小。也就是说，随着原子序数的递增，原子半径呈现出周期性的变化。

（三）元素化合价的周期性的变化

从表 2 - 5 中化合价情况来看，随着原子序数的递增，原子序数为 3 ~ 10 的元素，与原子序数为 11 ~ 18 的元素（除氧与氟外），元素的最高正化合价都是从 +1 价依次递变到 +7 价，而非金属元素的负化合价也都是从 -4 价依次递变到 -1 价，最后以稀有气体元素的 0 价结束。同时，非金属元素的最高正、负化合价绝对值之和等于 8。也就是说，元素的化合价随着原子序数的递增呈现出周期性的变化。

（四）元素金属性和非金属性的周期性变化

从表 2 – 5 中元素的金属性与非金属性来看，原子序数为 3 ~ 10 的元素是从活泼的金属元素开始逐渐过渡到活泼的非金属元素，最后是稀有气体元素；而原子序数为 11 ~ 18 的元素重复出现了上述金属性与非金属性的变化规律。也就是说，元素的金属性和非金属性随着原子序数的递增呈现出周期性的变化。

上述规律性扩展到原子序数 18 以后的元素进行继续研究的话，同样会出现上述的周期性变化规律。

综上所述，可归纳出：元素的性质随着原子序数的递增而呈现周期性的变化，这一规律叫做元素周期律。

元素周期律深刻揭示了原子结构和元素性质的内在联系，元素性质的周期性变化是元素原子核外电子排布周期性变化的必然结果。

二、元素周期表

依据元素周期律，将目前已知电子层数相同的元素，按原子序数从左到右递增的顺序排成横行；再把不同横行中最外层电子数相同的元素，由上而下按电子层数递增的顺序排成列，制成的一张表称为元素周期表。

元素周期表是元素周期律的具体表现形式，它反映了元素之间相互联系的规律性，是我们学习化学的重要工具。

（一）元素周期表的结构

1. 周期　把电子层数相同的原子按照原子序数递增的顺序从左到右排列成横行，称为一个周期。周期的序数用阿拉伯数字表示，等于该周期元素原子所具有的电子层数。元素周期表有 7 个周期，每个周期中的元素数目差别较大。其中第 1、2、3 周期所含元素数目较少，称为短周期；第 4、5、6 周期所含元素数目较多，称为长周期；第 7 周期近几年才被完全填满，称为新完成周期。

除第 1 周期只有两种元素之外，其余每一周期的元素都是从活泼的金属元素逐渐过渡到活泼的非金属元素，最后以稀有气体结束。

为了使周期表的结构紧凑，在编制元素周期表时，将第 6 周期中镧系元素（57 号元素镧到 71 号元素镥），以及第 7 周期中锕系元素（89 号元素锕到 103 号元素铹），另行制成副表列于主表下方。

2. 族　元素周期表中的纵列称为族，族序数用罗马数字表示。元素周期表有 18 列，第 8、9、10 三纵列合称为一族，称为Ⅷ族；第 18 纵列由化学性质不活泼稀有气体元素构成，通常情况下难以发生化学反应，化合价一般表现为 0 价，因而称为 0 族。其余 14 列，每一纵列为一族，分为 7 个主族和 7 个副族。

由短周期元素和长周期元素共同构成的族称为主族，在族序数后面标注 "A"，如

ⅠA、ⅡA……共7个主族。主族的序数等于该主族元素原子的最外层电子数，也等于该主族元素的最高正化合价。

完全由长周期元素构成的族称为副族，在族序数后面标注"B"，如ⅠB、ⅡB……共7个副族。

由此，整个元素周期表里有7个主族、7个副族、1个Ⅷ族和1个0族，共16个族。其中，从ⅢB族到ⅡB族，共60多种元素，都是金属元素，称为过渡元素，也称过渡金属元素。

（二）元素周期表中主族元素性质的递变规律 📱微课1

我们发现在元素周期表中，元素的性质存在一定的递变规律性，这为我们研究元素的性质提供了很大的便利。由于过渡元素性质的递变规律性不明显，所以我们主要研究主族元素的性质递变规律。

元素的性质主要指元素的金属性和非金属性。元素的金属性可以根据元素单质与水或酸反应置换出氢气的难易程度，或者元素最高价氧化物的水化物碱性强弱进行判断；元素的非金属性可以根据元素单质与氢气反应的难易程度，或者元素最高价氧化物的水化物酸性强弱进行判断。

1. 同周期主族元素的性质递变规律 同一周期（第1周期除外）的主族元素，核外电子层数相同，从左到右，核电荷数依次增加，原子半径逐渐减小，原子核对核外电子的吸引力逐渐增强，原子失电子能力逐渐减弱，得电子能力逐渐增强。

我们以第3周期为例，对主族元素的性质递变规律进行探究。第3周期主族元素有钠（Na）、镁（Mg）、铝（Al）、硅（Si）、磷（P）、硫（S）、氯（Cl）。

第11号元素钠，其单质遇冷水就剧烈反应，生成大量氢气；同时，其最高价氧化物的水化物——氢氧化钠是典型的强碱。

$$2Na + 2 H_2O = 2NaOH + H_2 \uparrow$$

第12号元素镁，其单质不能与冷水反应，与沸水才能反应，生成氢氧化镁和氢气；同时，其最高价氧化物的水化物——氢氧化镁的碱性弱于氢氧化钠。

$$Mg + 2 H_2O = Mg(OH)_2 + H_2 \uparrow$$

第13号元素铝，其单质不与水反应，只能与稀酸反应置换出氢气；同时，其最高价氧化物的水化物为氢氧化铝，氢氧化铝既可以和酸反应，又可以与碱反应，是一种两性氢氧化物，碱性弱于氢氧化镁。

$$2Al + 6HCl = 2AlCl_3 + 3H_2 \uparrow$$
$$2Al(OH)_3 + 3H_2SO_4 = Al_2(SO_4)_3 + 6H_2O$$
$$Al(OH)_3 + NaOH = NaAlO_2 + 2H_2O$$

第14号元素硅，其最高价氧化物是二氧化硅，对应的水化物硅酸是一种很弱的酸；同时，硅只有在高温下才能跟氢气反应生成气态氢化物四氢化硅。

第15号元素磷，其最高价氧化物是五氧化二磷，对应的水化物磷酸是一种中强酸；同时，磷的蒸气跟氢气能生成气态氢化物磷化氢，但反应较困难。

第 16 号元素硫，其最高价氧化物的水化物是硫酸，硫酸是一种典型的无机强酸；同时，在加热的条件下，硫的蒸气跟氢气化合生成气态氢化物硫化氢。

第 17 号元素氯，其最高价氧化物的水化物是高氯酸，高氯酸是已知无机酸中最强酸；同时，氯气跟氢气在光照或点燃时，就能剧烈反应生成气态氢化物氯化氢。

从上面七种元素的性质描述看，从钠元素到氯元素，金属性逐渐减弱，非金属性逐渐增强。其他周期中，主族元素的性质也由此递变规律。

Na Mg Al Si P S Cl
—————————————————————→
金属性逐渐减弱，非金属性逐渐增强

由此我们得出结论：同一周期中，从左到右，主族元素的金属性逐渐减弱，而非金属性逐渐增强。

2. 同主族元素性质的递变规律　同一主族的元素，各元素原子的最外层电子数相同，从上到下电子层数依次增多，原子半径依次增大，元素原子的失电子能力逐渐增强，得电子能力逐渐减弱。

以ⅤA族元素为例，ⅤA族从上到下分别为氮、磷、砷、锑、铋。氮元素是活泼的非金属元素；磷元素是典型的非金属元素；砷元素描述为具有金属性的非金属元素，也称准金属元素；锑和铋元素是金属元素。很明显，在ⅤA族中，从上到下元素的金属性逐渐增强，非金属性逐渐减弱。其他主族中，元素的性质递变规律也是如此。

由此我们得出结论：同一主族从上到下，元素的金属性逐渐增强，非金属性逐渐减弱。

按照上述主族元素性质的递变规律，可绘制表 2-6。表中的虚线为金属元素与非金属元素的分界线，左下方为金属元素，右上方为非金属元素。分界线附近的元素，既有某些金属性，又有某些非金属性，常用作半导体材料。

表 2-6　主族元素性质的递变规律

周期 \ 主族	Ⅰ A	Ⅱ A	Ⅲ A	ⅣA	Ⅴ A	ⅥA	ⅦA
1				非金属性逐渐增强			
2	Li	Be	B	C	N	O	F
3	Na	Mg	Al	Si	P	S	Cl
4	K	Ca	Ga	Ge	As	Se	Br
5	Rb	Sr	In	Sn	Sb	Te	I
6	Cs	Ba	Tl	Pb	Bi	Po	At
7	Fr	Ra					

元素周期律揭示了元素间的内在联系和规律性；元素周期表是元素周期律的具体表现形式，它是进行化学学习和物质研究的一个重要工具，在科学和生产上有着广泛应用。

人体中的微量元素

研究发现，人体中大约含有 60 多种元素。有些元素在人体中的含量非常低，不到人体体重的万分之一，我们将其称为微量元素。常见的微量元素有：铁、铜、锌、锰、钴、钼、碘、硒、氟等。微量元素对维持人体内的一些正常的生理活动起着非常重要的作用。

铁主要存在于血液中，具有运输和贮藏氧的功能，缺铁能引起贫血、红细胞的数量和血红蛋白的含量减少；锌是许多金属酶的活性中心，锌酶参与了如糖类、脂类、蛋白质及核酸等极为广泛的生物体成分的合成与分解，与机体的正常发育密切相关；锰是构成机体内转氨酶和脯氨酸酰酶的成分，参与人体的氧化磷酸化过程，有对抗硫胺的作用，缺锰可致骨骼畸形，性腺功能失调；钴离子是某些酶的必要辅助因子，缺乏钴可能引起食欲不振，皮肤粗糙贫血等。

人体内微量元素过多或过少都对会健康产生危害。正确的饮食结构与饮食习惯可以保证人体对微量元素的合理摄取。这就要求我们在平时饮食中不挑食、不偏食，做到荤素搭配，合理膳食。

第三节 化学键

一、化学键及其类型 📱 微课2

分子是由原子组成，原子要结合成分子必然存在着相互作用力。把分子或晶体中，相邻的原子或离子间强烈的相互作用称为化学键。化学键分为三种：离子键、共价键和金属键。这里我们只介绍离子键与共价键。

（一）离子键

1. 离子键的形成 阴、阳离子通过静电作用形成的化学键，称为离子键。我们以 NaCl 为例来说明离子键的形成。

金属 Na 与单质 Cl_2 在加热条件下能剧烈反应生成 NaCl 晶体，同时释放大量热。

$$2Na(s) + Cl_2(g) = 2NaCl(s) + 822.16kJ$$

钠是极活泼的金属元素，原子最外层只有 1 个电子，倾向于失去 1 个电子形成 8 电子稳定结构；氯是极活泼的非金属元素，原子最外层有 7 个电子，倾向于得到 1 个电子形成 8 电子稳定结构。在一定条件下，当钠原子和氯原子相互作用时，钠原子的最外层电子很容易转移到氯原子的最外电子层上。钠原子失去 1 个电子而带上 1 个单位正电荷，成为钠离子（Na^+）；氯原子得到 1 个电子而带上 1 个单位负电荷，成为氯离子（Cl^-）。带相反电荷的 Na^+ 和 Cl^-，相互吸引彼此接近，但由于它们的原子核与原子核之间、电子云与电子云之间的电性相同，又产生相互排斥的作用。所以，当它们接近到一定距离时，阴、阳离子间的吸引力与排斥力达到平衡，形成了稳定的化学键，我们称为离子键。

NaCl 离子键的形成可以采用电子式表示：

$$Na\times + \cdot \ddot{\underset{\cdot\cdot}{Cl}}: \longrightarrow Na^+[\overset{\cdot\cdot}{\underset{\cdot\cdot}{\times Cl}}:]^-$$

活泼的金属（Na、K、Ca、Mg 等）容易失去电子形成阳离子，活泼的非金属（O、Cl、F、N 等）容易得到电子形成阴离子，它们两者之间进行化合时，一般形成离子键。例如：

CaF$_2$ 形成的电子式：$:\ddot{F}\cdot + Ca\times + \cdot\ddot{F}: \longrightarrow [:\ddot{F}\times]^- Ca^{2+}[\times\ddot{F}:]^-$

K$_2$O 形成的电子式：$K\times + \cdot\ddot{O}\cdot \times K \longrightarrow K^+[\overset{\cdot\cdot}{\underset{\cdot\cdot}{\times O\times}}]^{2-}K^+$

2. 离子化合物和离子晶体　由离子键形成的化合物，称为离子化合物。例如，NaCl、CaF$_2$、K$_2$O、CaCl$_2$ 等都是离子化合物。离子化合物在室温下是以晶体形式存在的。通过离子键而形成的有规则排列的晶体叫做离子晶体。在离子晶体中，阴、阳离子是按一定规律在空间排列的。如在 NaCl 晶体中每个 Na$^+$ 周围有 6 个 Cl$^-$，每个 Cl$^-$ 周围有 6 个 Na$^+$，这样延伸而成为有规则排列的晶体（图 2-4）。

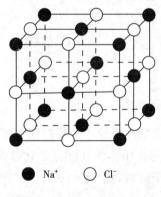

● Na$^+$　　○ Cl$^-$

图 2-4　NaCl 晶体结构

由于离子间存在较强的相互作用，所以离子晶体一般具有硬度高、密度大、难压缩、难挥发、有较高的熔点和沸点等特征。

在离子化合物中，离子的化合价就是该离子具有的电荷数。如 Na$^+$、K$^+$ 是 +1 价，Mg^{2+}、Ca^{2+} 是 +2 价，F$^-$、Cl$^-$ 是 -1 价，O^{2-}、S^{2-} 是 -2 价。

（二）共价键

1. 共价键的形成　原子间通过共用电子对所形成的化学键，称为共价键。我们以 H$_2$ 分子为例来说明共价键的形成。

两个氢原子形成氢分子时，每个氢原子提供 1 个电子与对方共用，形成共用电子对。由于共用电子对同时属于两个氢原子，会围绕两个氢原子核运动，对于每一个氢原子来说，都具有了像氦原子一样的稳定电子结构；同时，共用电子对也将两个氢原子牢牢地结合在一起，形成了氢分子，这就是氢分子中共价键的形成过程。

我们采用电子式表示 H_2 的形成：

$$O\cdot + \times H \longrightarrow H\!:\!H$$

非金属元素之间容易形成共价键。像 H_2、H_2O、HCl、NH_3、CO_2 等分子的化学键都是共价键。例如：

H_2O 形成的电子式：$H\times + \cdot\overset{\cdot\cdot}{\underset{\cdot\cdot}{O}}\cdot \times H \longrightarrow H\overset{\cdot\cdot}{\underset{\cdot\cdot}{O}}\times H$

CO_2 形成的电子式：$\overset{\cdot\cdot}{\underset{\cdot\cdot}{O}}: + \overset{\times}{\underset{\times}{C}}\times + :\overset{\cdot\cdot}{\underset{\cdot\cdot}{O}} \longrightarrow \overset{\cdot\cdot}{\underset{\cdot\cdot}{O}}:\overset{\times}{\underset{\times}{C}}:\overset{\cdot\cdot}{\underset{\cdot\cdot}{O}}$

通常用一根短线"—"表示一对共用电子，如氢分子就可以表示为"H—H"，氯化氢分子可以表示为"H—Cl"，水分子可以表示为"H—O—H"，用这样的方法表示分子结构的式子称为结构式。

2. 共价化合物　全部由共价键形成的化合物，称为共价化合物。例如，H_2O、CO_2、NH_3 等都是共价化合物。共价化合物中，不同元素原子间形成的共用电子对会偏向于吸电子能力大的原子，共用电子对偏向的一方显负化合价，远离的一方显正化合价；元素原子的化合价数等于不同原子间形成的共价键键数。例如，在氯化氢分子中，氢原子与氯原子间形成了一对共用电子对（H—Cl），且由于氯原子吸电子能力大，共用电子对偏向于氯原子，所以氯原子显 -1 价，氢原子显 $+1$ 价。

3. 配位键　由一个原子单独供给一对电子为两个原子共用而形成的共价键，称为配位共价键，简称配位键。在配位键中，共用电子对是由其中一个原子单方面提供的，而另一原子提供空轨道。提供电子对的一方，是电子对的给予体；提供空轨道的一方，是电子对的接受体。

氨分子（NH_3）和氢离子（H^+）就是以配位键结合形成了铵根离子（NH_4^+）。氨分子中氮原子上有一对未共用的电子（孤对电子），而氢离子有能够接受电子对的空轨道。当氨分子和氢离子结合时，氮原子上的孤对电子就被氢离子共用，两者以配位共价键结合形成了铵根离子。

铵根离子形成的电子式：$H\overset{\cdot\cdot}{\underset{\times}{N}}\times H + H^+ \longrightarrow \left[\,H\overset{\cdot\cdot}{\underset{\times}{N}}\times H\,\right]^+$（氮原子上方及下方各有 H）

从配位键形成的过程可以看出，形成配位键必须具备两个条件：第一，电子对的给予体必须具有孤对电子；第二，电子对的接受体必须具有空轨道。

书写结构式时，配位键可用箭头"→"表示，箭头从电子对的给予体指向电子对的接受体。例如，铵根离子的结构式可表示为：

二、分子的极性

（一）非极性键与极性键

由同种元素原子间形成的共价键，称为非极性共价键，简称非极性键。例如氢分子中两个氢原子形成的 H—H 共价键，由于两个氢原子对共用电子对的吸引能力相同，共用电子对不会偏向任何一方，成键的两个氢原子都不显电性，所以称为非极性共价键。其他的相同原子间形成的共价键也是非极性共价键，像氯气分子中两个氯原子形成的 Cl—Cl 共价键等。

而不同元素原子间形成的共价键，称为极性共价键，简称极性键。例如氯化氢分子中氯原子与氢原子形成的 H—Cl 共价键，由于氯原子对共用电子对的吸引能力大于氢原子，导致共用电子对偏向于吸电子能力强的氯原子，使其带部分负电性，而吸电能力弱的氢原子带部分正电性，这样就使得 H—Cl 共价键形成正负两极，所以称为极性共价键。不同元素原子的吸电子能力都存在差异性，所以不同元素原子间形成的共价键都是极性共价键，像 H—O 键、H—N 等都是极性共价键。

（二）非极性分子与极性分子

原子通过共价键形成分子，分子根据内部电荷的分布情况，可分为两种类型。正电荷重心与负电荷重心重合的分子称为非极性分子；正电荷重心与负电荷重心不重合的分子称为极性分子（图 2-5）。

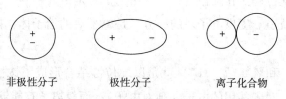

非极性分子　　　极性分子　　　离子化合物

图 2-5　分子中电荷分布示意图

分子的极性与键的极性与分子的空间构型有关。

以非极性键形成的双原子分子都是非极性分子，例如 H_2、O_2、Cl_2 等。

以极性键形成的双原子分子都是极性分子，例如 HCl、HBr 等。

以极性键形成的多原子分子中，如果分子的空间构型完全对称，键的极性相互抵消，正电荷重心与负电荷重心相互重合，就是非极性分子。例如，二氧化碳分子（CO_2）中的化学键虽然全部都是极性共价键，但是由于两个氧原子对称地分布在碳原子两侧，三个原子在一条直线上，空间构型完全对称，正、负电荷重心刚好重合，所以二氧化碳分子是非极性分子。再比如，正四面体型甲烷（CH_4）也是空间构型完全对称，也属于非极性分子。反之，如果分子的空间构型不能完全对称，正电荷重心与负电荷重心不能重合，则为极性分子。例如，折角型水分子、三角锥型氨分子等。

极性分子构成的物质是极性物质；非极性分子构成的物质是非极性物质。极性物质往往易溶于极性溶剂，而难溶于非极性溶剂；非极性物质往往易溶于非极性或弱极性溶剂，而难溶于极性溶剂。例如，溴、碘等非极性物质易溶于四氯化碳（CCl_4非极性溶剂）中，而难溶于水（极性溶剂）中；而氨气、氯化氢、乙醇、氯化钠等极性物质易溶于水（极性溶剂）中，而难溶于非极性或弱极性的有机溶剂中。

三、分子间作用力和氢键

（一）分子间作用力

分子能够相互结合形成物质，说明分子间也存在着相互作用力。荷兰物理学家范德华首先提出分子与分子之间存在着相互作用力，将其称为分子间作用力，又称范德华力。分子间作用力很弱，比化学键能小 1~2 个数量级。物质处于固态时分子间作用力较大，液态时次之，气态时分子间作用力很小，难以感知其存在。

一般来说，相同类型的分子，相对分子质量越大，分子间作用力也越大，物质的熔点、沸点也越高（表 2-7）。

表 2-7 卤素单质的熔点和沸点

单质分子	F_2	Cl_2	Br_2	I_2
相对分子量	38	71	160	254
熔点/℃	-219.6	-101	-7.2	113.5
沸点/℃	-188.1	-34.6	58.8	184.4

（二）氢键

水分子（H_2O）与硫化氢分子（H_2S）都是ⅥA族元素的氢化物，从相对分子质量来看水分子小于硫化氢分子，但常温常压下，水是液态而硫化氢是气态。说明水分子间除范德华力之外，还有一种比范德华力更强的作用力。

在水分子中，由于氧的原子半径很小且吸电子能力很强，共用电子对强烈地偏向于氧原子，使氢原子几乎成为"裸露"的氢核，表现出较强的正电性。这个带有较强正电性的氢核可以与另一个水分子中的氧原子之间产生较强的静电作用，称之为氢键（图 2-6）。氢键的作用强度大约高出分子间作用力一个数量级，使得水分子之间的相互作用被大大地加强。

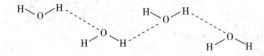

图 2-6 水的氢键示意图

凡与原子半径较小、吸引电子能力很强的原子（O、N、F）以共价键相结合的氢原子，还可以再和这类元素的另一个原子产生较强的相互作用，这种作用力叫做氢键。

形成氢键必须具备两个条件：第一，分子中必须有一个与非金属性很强、原子半径很小的元素原子相结合的氢原子；第二，分子中必须有一个非金属性很强、原子半径很小且具有孤对电子的原子。

氢键可以在分子间形成，也可以在分子内形成。分子间存在氢键可以增加分子之间的相互作用，使物质的熔点与沸点升高。如果溶质与溶剂之间能够形成氢键，可以增大溶质在溶剂中的溶解度。

●●● 目标检测 ●●●

一、单项选择题

1. 原子 $_Z^A X$ 的中子数为（ ）

　　A. A + Z 　　　　　　B. A 　　　　　　C. A – Z 　　　　　　D. Z

2. 某二价阴离子的核外有 18 个电子，质量数为 32，该元素原子核内的中子数为
（ ）

　　A. 12 　　　　　　B. 14 　　　　　　C. 16 　　　　　　D. 18

3. 下列各组物质中，互为同位素的是（ ）

　　A. 金刚石和石墨　　B. 氕和氘　　　　C. 氢原子与氢分子　D. 烧碱和纯碱

4. 关于同位素的说法正确的是（ ）

　　A. 质子数不同，中子数不同，化学性质不同

　　B. 质子数相同，中子数不同，化学性质相同

　　C. 质子数相同，中子数不同，化学性质不同

　　D. 质子数不同，中子数相同，化学性质相同

5. 元素化学性质发生周期性变化的根本原因是（ ）

　　A. 元素的金属性和非金属性呈周期性变化

　　B. 元素原子的核外电子排布呈周期性变化

　　C. 元素原子半径呈周期性变化

　　D. 元素的化合价呈周期性变化

6. 同一周期中，主族元素从左到右金属性（ ）

　　A. 减弱 　　　　　　B. 增强 　　　　　　C. 先增强再减弱　　D. 先减弱再增强

7. 下列两种元素原子间形成离子键的是（ ）

　　A. Na 与 Cl 　　　B. C 与 O 　　　　C. H 与 Cl 　　　　D. H 与 O

8. 下列物质属于共价化合物的是（ ）

　　A. NaOH 　　　　　B. KCl 　　　　　C. NH_3 　　　　　D. NH_4Cl

9. 下列化合物同时含有离子键与共价键的是（ ）

A. NaCl   B. HBr   C. NaOH   D. CO_2

10. 下列说法正确的是（   ）

  A. 氢键的作用力强于共价键，而弱于离子键

  B. 同一物质固态的分子间作用力大于气态

  C. 共价化合物中可能存在离子键

  D. 两个原子间只能形成一对共用电子对

二、多项选择题

1. 下列说法正确的是（   ）

  A. 同一元素原子具有相同的质子数 B. 同一元素原子具有相同的中子数

  C. 同一元素原子具有相同的核电荷数 D. 同一元素原子具有相同的质量数

2. 同一主族元素的性质递变规律是（   ）

  A. 从上到下，金属性逐渐增强 B. 从上到下，非金属性逐渐减弱

  C. 从上到下，失电子能力逐渐增强 D. 从上到下，得电子能力逐渐增强

3. 下列物质中包含离子键的是（   ）

  A. NaOH   B. KCl   C. NH_3 D. NH_4Cl

4. 下列物质属于共价化合物的是（   ）

  A. NaOH   B. H_2O C. NH_3 D. NH_4Cl

5. 下列说法正确的是（   ）

  A. 离子键只能在金属与非金属原子间产生

  B. 含有离子键的化合物就是离子化合物

  C. 含有共价键的化合物就是共价化合物

  D. 配位键是一种特殊的共价键

三、思考题

1. 数字"2"在式子 $_1^2H$、$2H$、$2H^+$、H_2 中分别代表什么含义？

2. 用电子式表示下列物质的形成

（1）Na_2O （2）CaF_2 （3）CO_2 （4）H_2O

3. 简述主族元素在同一周期与同一主族的性质递变规律。

（马 强）

书网融合……

  微课1   微课2   单元小结   自测题

第三单元 溶液

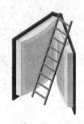

【学习目标】

1. **掌握** 物质的量、摩尔质量的定义、单位及有关计算，溶液浓度的表示方法。
2. **熟悉** 各种浓度间的换算；溶液的配制、稀释及有关的计算。
3. **了解** 渗透现象，渗透压在医学上的意义。

案例分析

2020 年 1 月，新冠肺炎疫情暴发，为了更好地做好家里的疫情防护，护理专业的学生小李去药店买消毒乙醇（$\varphi_B = 0.75$），结果药店消毒乙醇已经断货了，只买到药用乙醇（$\varphi_B = 0.95$）。

问题

1. 药用乙醇能直接代替消毒乙醇使用吗？
2. 浓度大的溶液怎样配制成浓度小的溶液？
3. 利用网络，搜索消毒乙醇的消毒原理。

溶液在自然界中普遍存在，如江河、湖泊、海洋、人体内的各种组织液（血液、淋巴液、胃液、唾液等）及医疗用的注射液等都是溶液。溶液在人们的日常生活和医疗卫生方面有着广泛的应用，所以本章主要介绍物质的量、溶液浓度的表示方法、溶液的配制和稀释方法、渗透压的概念及其在医学上的意义。正确认识溶液，准确配制和使用一定浓度的溶液，是医药工作者必须掌握的基本知识和技能。

第一节 物质的量 ⓔ 微课1

PPT

我们知道物质是由许多分子、原子、离子等微观粒子构成的，而单个的微观粒子我们用肉眼是看不见、也难以称量的。那么怎样将看不见的微观粒子与既能看见又可以称量的宏观物质联系起来呢？科学上引入了一个新的物理量，即物质的量。

一、物质的量及其单位

（一）物质的量

物质的量是表示以某一特定数目的基本单元为集体的、与基本单元的粒子数成正比的物理量。用符号 n_B 或 $n(B)$ 表示，其中 B 表示基本单元的化学式。例如：

钠原子的物质的量 n_{Na} 或 $n(Na)$

氢原子的物质的量 n_H 或 $n(H)$

氢离子的物质的量 n_{H^+} 或 $n(H^+)$

氢分子的物质的量 n_{H_2} 或 $n(H_2)$

水分子的物质的量 n_{H_2O} 或 $n(H_2O)$

物质的量是一个整体，其与长度、时间、质量等物理量一样，是国际单位制（SI）的基本物理量之一。而物质的量是衡量物质所含基本单元数多少的物理量。

⇄ **知识链接**

国际单位制基本单位

1960 年 10 月，十一届国际计量大会确定了国际通用的国际单位制，简称 SI 制。物理学各个领域中的其他的量，都可以由这七个基本量通过乘、除、微分或积分等数学运算导出。

（二）物质的量的单位——摩尔

国际上规定，物质的量的单位为摩尔，用符号 mole 或 mol 表示。例如，2 摩尔的氢氧化钠可表示为 2mol NaOH、0.5 摩尔的水可表示为 0.5mol H_2O。

那么 1 摩尔的物质含有多少个基本单元呢？科学上规定，1 摩尔物质含有的基本单元数等于 0.012kg ^{12}C 含有的碳原子数。意大利科学家阿伏伽德罗经过实验测得，0.012kg 的 ^{12}C 含碳原子数约为 6.02×10^{23} 个，即 6.02×10^{23} 个碳原子的集体就是 1 摩尔碳。由此可得，6.02×10^{23} 个基本单元所构成的物质的量即为 1 摩尔。6.02×10^{23} 称为阿伏伽德罗常数，用 N_A 表示。

$$N_A = 6.02 \times 10^{23} \text{个/mol}$$

由此可知，物质的量（n_B）与物质的基本单元数（N_B）成正比，二者之间的关系可用下式表示。

$$N_B = n_B \times N_A \qquad (3-1)$$

1 摩尔任何物质含有的基本单元数均为 6.02×10^{23} 个，即物质的量相等的任何物质所含的基本单元数相等。例如：

1mol C 含有 6.02×10^{23} 个碳原子；

1mol H 含有 6.02×10^{23} 个氢原子；

1mol H^+ 含有 6.02×10^{23} 个氢离子；

1mol H_2O 含有 6.02×10^{23} 个水分子；

2mol H_2O 含有 $2 \times 6.02 \times 10^{23}$（即 12.04×10^{23}）个水分子；

0.5mol H_2 含有 $0.5 \times 6.02 \times 10^{23}$（即 3.01×10^{23}）个氢分子。

二、摩尔质量

（一）摩尔质量的含义

1 摩尔 B 物质的质量称为 B 物质的摩尔质量。用符号 M_B 或 $M(B)$ 表示，其中 B 表示基本单元的化学式。例如：

NaOH 的摩尔质量的符号可记为 M_{NaOH} 或 $M(NaOH)$。

H_2O 的摩尔质量的符号可记为 M_{H_2O} 或 $M(H_2O)$。

（二）摩尔质量的单位

由摩尔质量的定义可以导出其定义式为：

$$M_B = \frac{m_B}{n_B} \qquad\qquad (3-2)$$

因此，摩尔质量在化学和医药上常用的单位为 g/mol。

（三）摩尔质量数值的确定

由阿伏伽德罗常数可知，1 摩尔碳含有 6.02×10^{23} 个碳原子，6.02×10^{23} 个碳原子的质量为 0.012kg（12g），即 1 摩尔碳的质量为 12g。我们知道，元素的相对质量是与 0.012 kg ^{12}C 原子相比较所得的数值，例如，氢的原子量是 1，氧的原子量是 16，一个氧原子与一个 ^{12}C 原子的质量比为 16：12，而 1 摩尔氧原子与 1 摩尔 ^{12}C 原子所含的原子数是相同的，所以 1 摩尔 ^{12}C 原子的质量为 12g，那么 1 摩尔氧原子的质量为 16g。因此，我们可以得出：任何物质（分子、原子、离子、电子等）的摩尔质量，就是以 g/mol 为单位，在数值上等于该物质的化学式量。例如：

H 的摩尔质量为 $\qquad M_H = 1g/mol$；

O 的摩尔质量为 $\qquad M_O = 16g/mol$；

H_2 的摩尔质量为 $\qquad M_{H_2} = 2g/mol$；

O_2 的摩尔质量为 $\qquad M_{O_2} = 32g/mol$；

NaOH 的摩尔质量为 $\qquad M_{NaOH} = 40g/mol$；

H_2O 的摩尔质量为 $\qquad M_{H_2O} = 18g/mol$；

H^+ 的摩尔质量为 $\qquad M_{H^+} = 1g/mol$；

OH^- 的摩尔质量为 $\qquad M_{OH^-} = 17g/mol$；

SO_4^{2-} 的摩尔质量为 $\qquad M_{SO_4^{2-}} = 96g/mol$。

三、有关物质的量的计算

1. 已知物质的量，求物质的基本单元数

例 3 – 1 求 3mol 的 CO_2 中含多少个 CO_2 分子？

解：∵ $n_{CO_2} = 3mol$ $N_A = 6.02 \times 10^{23}$ 个/mol

∴ $N = n_{CO_2} N_A = 3mol \times 6.02 \times 10^{23}$ 个/mol $= 1.806 \times 10^{24}$ 个

答：3mol 的 CO_2 中含 CO_2 分子数为 1.806×10^{24} 个。

2. 已知物质的量，求物质的质量

例 3 – 2 现在有 NaOH 的物质的量为 1.5mol，求 NaOH 的质量是多少克？

解：∵ $n_{NaOH} = 1.5mol$ $M_{NaOH} = 40g/mol$

∴ $m_{NaOH} = n_{NaOH} \cdot M_{NaOH} = 1.5mol \times 40g/mol = 60g$

答：1.5mol 的 NaOH 的质量是 60g。

3. 已知物质的质量，求物质的量

例 3 – 2 求 36g 水的物质的量是多少？

解：∵ $m_{H_2O} = 36g$ $M_{H_2O} = 18g/mol$

$$n_{H_2O} = \frac{m_{H_2O}}{M_{H_2O}} = \frac{36g}{18g/mol} = 2mol$$

答：36g 水的物质的量为 2mol。

4. 已知物质的质量，求物质的基本单元数

例 3 – 4 求 3.6g 水中含有的水分子数。

解：∵ $m_{H_2O} = 3.6g$ $M_{H_2O} = 18g/mol$

$$n_{H_2O} = \frac{m_{H_2O}}{M_{H_2O}} = \frac{3.6g}{18g/mol} = 0.2mol$$

又∵ $N_A = 6.02 \times 10^{23}$ 个/mol

∴ $N = n_{H_2O} \cdot N_A = 0.2mol \times 6.02 \times 10^{23}$ 个/mol $= 1.204 \times 10^{23}$ 个

答：3.6g 水中含有的水分子数为 1.204×10^{23} 个。

第二节 溶液的浓度

PPT

溶液的浓度是指一定量的溶液（或溶剂）中所含溶质的量。实践中人们根据不同的需要和使用的方便，规定了不同的标准，因而就有不同的溶液浓度。所以同一种溶液用不同的标准就有不同的表示方法，其数值也不相同。本节主要介绍几种常用的溶液浓度的表示方法和有关计算。

一、溶液浓度的表示方法 🔲 微课2

（一）物质的量浓度

溶液中溶质 B 的物质的量除以溶液的体积称为溶质 B 的物质的量浓度。用符号 c_B

或 c（B）表示。其计算公式为：

$$c_B = \frac{n_B}{V} \quad 或 \quad c(B) = \frac{n_{(B)}}{V} \tag{3-3}$$

如果已知溶质的质量，则：

$$c_B = \frac{m_B}{M_B V} \tag{3-4}$$

物质的量浓度的单位在化学和医药上多用 mol/L、mmol/L、μmol/L 等表示。

例 3-5 将 0.154mol 的 NaCl 溶于水配制成 1000ml 溶液，求该溶液的物质的量浓度。

解：∵ $n_{NaCl} = 0.154mol$ $V = 1000ml = 1L$

∴ $c_{NaCl} = \frac{n_{NaCl}}{V} = 0.154mol/L$

答：该 NaCl 溶液的物质的量浓度为 0.154mol/L。

例 3-6 将 80g 的 NaOH 溶于水配制成 500ml 溶液，求该溶液的物质的量浓度。

解：∵ $m_{NaOH} = 80g$ $M_{NaOH} = 40g/mol$ $V = 500ml = 0.5L$

∴ $c_{NaOH} = \frac{m_{NaOH}}{M_{NaOH}V} = \frac{80g}{40g/mol \times 0.5L} = 4mol/L$

答：该溶液的物质的量浓度为 4mol/L。

例 3-7 临床上纠正酸中毒时常用乳酸钠（$NaC_3H_5O_3$）注射液，所用规格是每支 20ml 注射液中含乳酸钠 2.24g，求该注射液的物质的量浓度。

解：∵ $m_{NaC_3H_5O_3} = 2.24g$ $M_{NaC_3H_5O_3} = 112g/mol$ $V_{NaC_3H_5O_3} = 20ml = 0.02L$

∴ $c_{NaC_3H_5O_3} = \frac{m_{NaC_3H_5O_3}}{M_{NaC_3H_5O_3}V_{NaC_3H_5O_3}} = \frac{2.24g}{112g/mol \times 0.02L} = 1mol/L$

答：该注射液的物质的量浓度为 1mol/L。

（二）质量浓度

溶液中溶质 B 的质量除以溶液的体积称为溶质 B 的质量浓度。用符号 ρ 或 ρ（B）表示。其表达式为：

$$\rho_B = \frac{m_B}{V} \tag{3-5}$$

质量浓度的 SI 单位是 kg/m^3。在化学和医药上常用单位是 g/L、mg/L、μg/L，使用时要注意质量浓度 ρ_B 与溶液密度 ρ 的区别，它们的符号相同但含意不同，密度中的 m 是溶液的质量，而质量浓度中的 m 是溶质的质量。

例 3-8 《中国药典》规定生理盐水的规格是 500ml 生理盐水中含 NaCl 为 4.5g，计算生理盐水的质量浓度。

解：∵ $m_{NaCl} = 4.5g$ $V = 500ml = 0.5L$

∴ $\rho_{NaCl} = \frac{m_{NaCl}}{V} = \frac{4.5g}{0.5L} = 9L$

答：生理盐水的质量浓度是9g/L。

（三）质量分数

溶液中溶质 B 的质量除以溶液的质量称为溶质 B 的质量分数。用符号 ω_B 或 $\omega(B)$ 表示。

$$\omega_B = \frac{m_B}{m}$$
(3-6)

公式中溶质的质量 m_B 和溶液的质量 m 单位必须相同。质量分数常用小数点或百分数表示。

例3-9 现有质量分数为0.37，溶液的密度为1180g/L的盐酸溶液1000ml，求该溶液中氯化氢的质量为多少？

解：∵ $\omega_{HCl} = 0.37$ $V = 1000ml = 1L$ $\rho = 1180g/L$

∴ $m_{HCl} = \omega_{HCl}\rho V = 0.37 \times 1180g/L \times 1L = 436.6g$

答：该溶液中氯化氢的质量为436.6g。

⇄ **知识链接**

体液的组成及含量

人体内含有大量的水分，这些水分和溶解在水里的各种物质总称为体液。其质量约占人体总质量的60%。体液可分为细胞内液和细胞外液两部分，存在于细胞内的液体称为细胞内液，主要有水、无机盐离子、脂类、糖类、氨基酸和核苷酸等，约占人体质量的40%，存在于细胞外的液体称为细胞外液。细胞外液又可分为两类：一类是存在于组织细胞之间的组织间液（包括淋巴液和脑髓液），约占人体质量的16%；另一类是血液的血浆，血液由血浆和血细胞两部分组成，约占人体质量的4%。按容积计算，血液中血浆占55%，血浆中主要包括水（91%）、蛋白质（7%）、脂质（1%）、糖类（0.1%）、无机盐类（0.9%）及代谢产物（尿素、肌酐、尿酸等）。

（四）体积分数

溶质 B 的体积除以溶液的体积称为溶质 B 的体积分数。用符号 φ_B 或 $\varphi(B)$ 表示。

$$\varphi_B = \frac{V_B}{V}$$
(3-7)

公式中溶质 B 的体积 V_B 与溶液的体积 V 单位必须相同。体积分数常用小数点或百分数表示。

例3-10 将750ml的乙醇加水配制成1000ml的消毒乙醇，求该乙醇溶液中乙醇的体积分数。

解：∵ $V_{C_2H_5OH} = 750ml$ $V = 1000ml$

$$\therefore \varphi_{C_2H_5OH} = \frac{V_{C_2H_5OH}}{V} = \frac{750ml}{1000ml} = 0.75$$

答：该乙醇溶液中乙醇的体积分数为 0.75。

二、溶液浓度的换算

在实际应用中，经常需要将溶液浓度由一种表示方法转变为另一种表示方法，即溶液浓度的换算。换算只是浓度变换，而溶质和溶液的量都未改变。

（一）物质的量浓度与质量浓度之间的换算

根据物质的量浓度表示式 $c_B = \frac{n_B}{V} = \frac{m_B}{M_B V}$ 和质量浓度表示式 $\rho_B = \frac{m_B}{V}$，可以导出：

$$\rho_B = c_B M_B \text{ 或 } c_B = \frac{\rho_B}{M_B} \tag{3-8}$$

例 3-11 求 0.154mol/L 的氯化钠溶液的质量浓度。

解：$\because c_{NaCl} = 0.154mol/L \quad M_{NaCl} = 58.5g/mol$

$\therefore \rho_{NaCl} = c_{NaCl} M_{NaCl} = 0.154mol/L \times 58.5g/mol = 9g/L$

答：0.154mol/L 的氢氧化钠溶液的质量浓度为 9g/L。

（二）物质的量浓度与质量分数之间的换算

根据物质的量浓度表示式 $c_B = \frac{n_B}{V} = \frac{m_B}{M_B V}$ 和质量分数表示式 $\omega_B = \frac{m_B}{m} = \frac{m_B}{\rho V}$，可以导出：

$$c_B = \frac{\omega_B \rho}{M_B} \text{ 或 } \omega_B = \frac{c_B M_B}{\rho} \tag{3-9}$$

例 3-12 市售的浓 HCl 的质量分数为 0.365，密度为 1190g/L，求市售浓盐酸的物质的量浓度。

解：$\because \omega_{HCl} = 0.365 \quad M_{HCl} = 36.5g/mol \quad \rho = 1190g/L$

$\therefore c_{HCl} = \frac{\omega_{HCl} \rho}{M_{HCl}} = \frac{0.365 \times 1190g/L}{36.5g/mol} = 11.9mol/L$

答：市售浓盐酸的物质的量浓度为 11.9mol/L。

三、溶液的配制和稀释

配制一定体积、一定浓度的溶液时，主要用天平、烧杯、量筒（或量杯）、容量瓶等仪器。下面介绍两种常用的方法。

（一）溶液的配制

由固体物质配制成溶液的步骤是：

计算 → 称量 → 溶解 → 转移 → 定容 → 混匀 → 保存

在配制溶液时，可用托盘天平称取物质的质量，用量筒或量杯定容溶液的体积。若要求配制的溶液浓度十分精确，则需要用分析天平称量物质的质量，用容量瓶定容溶液的体积。

例 3 - 13　如何配制 9g/L 的生理盐水 500ml?

（1）计算　$\because \rho_{NaCl} = 9g/L$　$V = 500ml = 0.5L$

$\therefore m_{NaCl} = \rho_{NaCl} V = 9g/L \times 0.5L = 4.5g$

（2）称量　在托盘天平上称取 NaCl 固体 4.5g。

（3）溶解　将称取的固体 NaCl 放入 100ml 的小烧杯中，加入适量的纯化水，用玻璃棒搅拌使其完全溶解。

（4）转移　将上述溶液定量转移到 500ml 的量筒（或量杯）中。

（5）定容　向量筒中加入纯化水至距 500ml 刻度线 1~2cm 处，用滴管逐滴加入纯化水至 500ml 刻度。

（6）混匀　用玻璃棒将量筒内的溶液搅拌均匀即可。

（7）保存　将量筒内的溶液倒入干净的试剂瓶中，贴好标签（注明试剂名称、浓度及配制时间），保存备用。

（二）溶液的稀释

溶液的稀释就是在浓溶液中加入溶剂，使溶液浓度变小的过程。稀释前后溶质的量不变，只是溶液的体积变大而已。

溶液稀释的基本步骤是：

$$\boxed{计算} \rightarrow \boxed{量取} \rightarrow \boxed{定容} \rightarrow \boxed{混匀} \rightarrow \boxed{保存}$$

若稀释前溶液的浓度用 c_{B1}、ρ_{B1}、φ_{B1}、ω_{B1} 表示，体积用 V_1 表示，稀释后溶液的浓度用 c_{B2}、ρ_{B2}、φ_{B2}、ω_{B2} 表示，体积用 V_2 表示，则稀释公式为：

$$c_{B1}V_1 = c_{B2}V_2 \tag{3-10}$$

$$\rho_{B1}V_1 = \rho_{B2}V_2 \tag{3-11}$$

$$\varphi_{B1}V_1 = \varphi_{B2}V_2 \tag{3-12}$$

$$\omega_{B1}m_1 = \omega_{B2}m_2 \tag{3-13}$$

公式中稀释前后的浓度单位、体积单位必须一致。

例 3 - 14　要配制体积分数为 0.75 的消毒乙醇 500ml，问需要体积分数为 0.95 的药用乙醇的体积是多少?

解：$\because \varphi_{B1} = 0.95$　$\varphi_{B2} = 0.75$　$V_2 = 500ml$

$$\therefore V_1 = \frac{\varphi_{B2}V_2}{\varphi_{B1}} = \frac{0.75 \times 500ml}{0.95} = 395ml$$

答：需要体积分数为 0.95 的药用乙醇 395ml。

第三节　溶液的渗透压

PPT

一、渗透现象和渗透压

如果我们在一杯纯水中滴入一滴浓的蔗糖水，即使没有任何机械振动，只要时间足够长，整杯水都会有甜味，这是由于分子的热运动，最终使溶液的浓度趋于均匀，我们把这一过程称为扩散。扩散的结果是消除溶液浓度差而达到浓度均衡。在任何纯溶剂和溶液之间，或两种不同浓度的溶液之间都有扩散现象。

有一种性质特殊的薄膜，它只允许较小的溶剂水分子自由通过而较大的溶质分子很难通过。像这种对物质的通过具有选择性的薄膜称为半透膜。例如，人体内的膀胱膜、毛细血管壁以及人工制造的火棉胶膜、玻璃纸等都是半透膜。如果用半透膜将蔗糖水和纯水隔开，则水分子会通过半透膜由纯水进入蔗糖溶液（图 3-1）。数小时后将会看到玻璃管内蔗糖溶液的液面升高，当液面上升到一定高度后，玻璃管内的液面高度维持恒定。

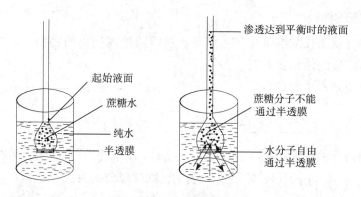

图 3-1　渗透现象和渗透压

像这种溶剂分子由纯溶剂进入溶液或由稀溶液进入浓溶液的现象称为渗透现象，简称为渗透。渗透现象产生必须具备两个条件：一是有半透膜存在；二是半透膜两侧溶液的渗透浓度（单位体积内溶质粒子数）不相等。产生渗透现象的原因是由于单位体积内纯溶剂中水分子数比溶液（或稀溶液比浓溶液）中的水分子数多，因此单位时间内由纯溶剂透过半透膜进入溶液（或由稀溶液进入浓溶液）的分子数多于从溶液进入纯溶剂（或从浓溶液进入稀溶液）的分子数，结果使玻璃管内的液面不断上升。但渗透现象不是无止境的，随着玻璃管内液面的上升，由液柱产生的静压也随之增加，导致单位时间内水分子从溶液进入到纯溶剂（或由浓溶液进入稀溶液）中的数目也相应增多。当玻璃管内外液面差达到一定的高度时，水分子向两个方向渗透的速度相等，使渗透达到平衡状态，此时玻璃管内的液面不再上升。像这种恰能使渗透现象达到动态平衡的压力称为渗透压。

二、渗透压与溶液浓度的关系

1886 年荷兰化学家范特荷夫通过实验发现溶液的渗透压与溶液的浓度、温度有关。并提出了渗透压的计算公式为：

$$p_{渗} = \frac{n_B RT}{V} = c_B RT \qquad (3-14)$$

式中，$p_{渗}$ 为溶液的渗透压，kPa；R 为气体常数，$8.314\text{kPa}\cdot\text{L}/(\text{mol}\cdot\text{K})$；$T$ 为绝对温度（$T=273.15+t℃$），K；c_B 为溶质 B 的物质的量浓度，mol/L；n_B 为溶质 B 的物质的量，mol；V 为溶液的体积，L。

由上式可知，在一定的温度下，稀溶液渗透压的大小与单位体积溶液中溶质的粒子数（分子或离子）成正比，而与粒子的性质和大小无关。对于非电解质来说，当温度一定时，只要溶质的物质的量浓度相等，渗透压就近似相等。而对于电解质溶液，由于电解质在溶液中能发生解离，所以计算电解质溶液的渗透压时，在公式中引进了一个校正系数 i，即：

$$p_{渗} = ic_B RT \qquad (3-15)$$

总之，无论是电解质还是非电解质，只要单位体积内溶质的粒子数相等，则其渗透压近似相等。

例 3-15 生理盐水的物质的量浓度为 0.154mol/L，计算 37℃时生理盐水的渗透压是多少？

解：$\because c_{NaCl} = 0.154\text{mol/L} \qquad i=2$

$T = (273.15+37)\text{K} = 310.15\text{K} \qquad R = 8.314\text{kPa}\cdot\text{L}/(\text{mol}\cdot\text{K})$

$\therefore p_{渗} = ic_B RT = 2\times0.154\text{mol/L}\times8.314\text{kpa}\cdot\text{L}/(\text{mol}\cdot\text{K})\times310.15\text{K} = 794\text{kPa}$

答：37℃时生理盐水的渗透压是 794kPa。

在医学上除了用千帕表示溶液的渗透压外，还常用毫渗量来表示。毫渗量是指溶液中能够产生渗透效应的各种粒子（分子或离子）的总浓度，用 c_{os} 表示，单位为 mmol/L。

例 3-16 计算在 310.15K 时，质量浓度为 $\rho_B = 50\text{g/L}$ 葡萄糖（$C_6H_{12}O_6$）溶液的毫渗量和渗透压。

解：（1）$\because \rho_{C_6H_{12}O_6} = 50\text{g/L} \qquad M_{C_6H_{12}O_6} = 180\text{g/mol}$

$$\therefore c_{C_6H_{12}O_6} = \frac{\rho_{C_6H_{12}O_6}}{M_{C_6H_{12}O_6}} = \frac{50\text{g/L}}{180\text{g/mol}} = 0.278\text{mol/L}$$

$$c_{os} = 0.278\text{mol/L}\times1000 = 278\text{mmol/L}$$

（2）$\because T = 310.15\text{K} \quad R = 8.314\text{kPa}\cdot\text{L}/(\text{mol}\cdot\text{K}) \quad c_{C_6H_{12}O_6} = 0.278\text{mol/L}$

$\therefore p_{渗} = c_{C_6H_{12}O_6}RT = 0.278\text{mol/L}\times8.314\text{kpa}\cdot\text{L}/(\text{mol}\cdot\text{K})\times310.15\text{K} = 716.9\text{kPa}$

答：310.15K 时 50g/L 葡萄糖（$C_6H_{12}O_6$）溶液的毫渗量为 278mmol/L。渗透压为 716.9kPa。

三、渗透压在医学上的意义

溶液的渗透压高低是相比较而言的。一定温度下渗透压相等的两种溶液称为等渗溶液。渗透压不等的两种溶液中渗透压相对较高的溶液称为高渗溶液，渗透压相对较低的溶液称为低渗溶液。

医学上等渗、高渗、低渗溶液是以正常人体血浆总渗透压为标准的。渗透压高于正常人体血浆总渗透压的溶液称为高渗溶液，渗透压低于正常人体血浆总渗透压的溶液称为低渗溶液。在37℃时，正常人体血浆的渗透压为720~800kPa，相当于血浆中能够产生渗透效应的各种粒子的总浓度（毫渗量）为280~320mmol/L。所以，医学上规定毫渗量在280~320mmol/L范围内的溶液称为等渗溶液，毫渗量高于320mmol/L为高渗溶液，毫渗量低于280mmol/L为低渗溶液。临床上常用的等渗溶液见表3-1。

表3-1　临床上常用的等渗溶液

名称	物质的量浓度（mol/L）	质量浓度（g/L）	毫渗量（mmol/L）
生理盐水	0.154	9	308
葡萄糖溶液	0.278	50	278
碳酸氢钠溶液	0.149	12.5	298
乳酸钠溶液	1/6	18.7	330

渗透压与人类的关系十分密切。在人体血浆中，既含有氯化钠、碳酸氢钠、葡萄糖等低分子晶体物质，也含有蛋白质、核酸等高分子物质。这两类物质产生的渗透压构成了人体血浆的总渗透压。正常情况下，人体血浆的总渗透压约为770kPa，其中低分子晶体物质所产生的渗透压称为晶体渗透压，约为766kPa。其作用是维持细胞内外的水盐平衡。如果人体缺水，就会使细胞外液渗透压增大，促使水分子从细胞内向细胞外渗透，使细胞皱缩。若人体水分过多，就会使细胞外液渗透压减小，促使水分子从细胞外向细胞内渗透，造成细胞体积膨胀，甚至引起水中毒或溶血；高分子胶体物质所产生的渗透压称为胶体渗透压，约为4kPa。其作用是维持毛细血管内外的水盐平衡。如果因某种原因造成血浆中蛋白质减小，胶体渗透压降低，血浆中的水和小分子溶质就会过多地透过毛细血管壁进入组织间液，导致人体出现水肿。

⇄ 知识链接

渗透现象在临床中的运用

肾功能障碍患者的血液透析是渗透作用在临床上的一种应用。肾功能障碍患者的血液中有大量的代谢废物，如尿酸、尿素、肌氨酸酐等不能通过肾脏自然排出，致使其在血液中的浓度增高，严重时会由于尿毒症而危及生命。人工透析机进行透析疗法就是利用渗透原理将血液中的代谢废物和多余的水分通过半透膜清除出去，而血液中的血细胞及蛋白质等有用的物质不能通过半透膜而留在血液中。透析疗法虽然不能治愈尿毒症或肾功能衰竭，但它可以代替已失去正常功能的肾脏维系生命。所以，人工透析机也可称为人工肾。

目标检测

一、单项选择题

1. 阿伏伽德罗常数是（   ）

    A. 3.01×10^{23} B. 3.01×10^{24} C. 6.02×10^{24} D. 6.02×10^{23}

2. 物质的量的单位是（   ）

    A. 克   B. 厘米   C. 摩尔   D. 克每摩尔

3. $NaOH$ 的摩尔质量是（   ）

    A. 40g/L   B. 40g/mol   C. 40mol/L   D. 40mol

4. 生理盐水的物质的量浓度为（   ）

    A. 0.308 mol/L   B. 308 mol/L   C. 154 mol/L   D. 0.154mol/L

5. 配制 0.5mol/L $NaHCO_3$ 溶液 2000ml，该溶液中 $NaHCO_3$ 的质量为（   ）

    A. 8.4g   B. 84g   C. 100g   D. 0.84g

6. 将 12.5g 葡萄糖溶于水配制成 250ml 溶液，该溶液的质量浓度为（   ）

    A. 25g/L   B. 5.0g/L   C. 50g/L   D. 2.5g/L

7. 将 6mol/L 的盐酸溶液 50ml 稀释成 100ml，稀释后的浓度为（   ）

    A. 0.3mol/L   B. 0.5mol/L   C. 2mol/L   D. 3mol/L

8. 将 $\varphi_B = 0.95$ 的药用乙醇稀释成 $\varphi_B = 0.75$ 的消毒乙醇 500ml，需要加入纯化水的体积为（   ）

    A. 395ml   B. 105ml   C. 75ml   D. 95ml

9. 与正常人体血浆等渗的葡萄糖溶液的质量浓度是（   ）

    A. 50g/L   B. 5g/L   C. 0.278mol/L   D. 278mol/L

10. 静脉滴注 0.9g/L 的 $NaCl$ 溶液，红细胞会发生（   ）

    A. 正常   B. 基本正常   C. 皱缩   D. 溶血

二、多项选择题

1. 以下说法错误的是（   ）

    A. 摩尔质量的物质的量的单位   B. 摩尔质量是物质的质量的单位

    C. 摩尔是物质的质量的单位   D. 摩尔是物质的量的单位

2. 以下说法正确的是（   ）

    A. 1mol H_2 的质量是 2g/mol   B. 1mol H_2 的质量是 2g

    C. H_2 的摩尔质量是 2g   D. H_2 的摩尔质量是 2g/mol

3. 以下生理盐水的浓度正确的是（   ）

    A. 0.154mol/L   B. 9g/L   C. 0.154g/L   D. 9g/mol

4. 以下可用于配制溶液体积的仪器有（   ）

A. 容量瓶   B. 滴定管   C. 小试管   D. 量筒

5. 临床上常用的等渗溶液有（   ）

A. 0.154mol/L 生理盐水

B. 50g/L 葡萄糖溶液

C. 12.5g/L 碳酸氢钠溶液

D. 1/6mol/L 乳酸钠溶液

三、思考题

1. 2mol 的 H_2SO_4 中含多少摩尔的 H 原子？多少摩尔的 S 原子？多少摩尔的 O 原子？含有多少个 H_2SO_4 分子？

2. 现有 50g/L 的葡萄糖溶液 500ml，求该葡萄糖溶液的物质的量浓度。

3. 配制 9g/L 的生理盐水 500ml，问需要称取的 NaCl 质量为多少克？

4. 配制体积分数为 0.75 的消毒乙醇 1500ml，问需要体积分数为 0.95 的药用乙醇多少毫升？

（黄俊娴）

书网融合……

微课1   微课2   单元小结   自测题

第四单元 电解质溶液

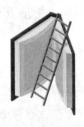

【学习目标】

1. **掌握** 如何区分强、弱电解质；弱电解质的电离平衡；缓冲溶液的组成。
2. **熟悉** 溶液的酸碱性和 pH 的关系。
3. **了解** 水的电离；盐的水解概念及盐水解类型；缓冲溶液在医学上的应用。

案例分析

小李因身体感到乏力、气短、疲倦，去医院看病，大夫检查后发现，小李体内酸过多，体内原本的平衡被打破，所以出现了以上症状，如果在这个时候输入一些碱性药液，来中和身体内的酸。这样体内酸就会减少，从而重新达到平衡。于是大夫开了 5% $NaHCO_3$ 液体，静脉注射。

问题

1. $NaHCO_3$ 属于盐类化合物，它的水溶液为什么是碱性的？
2. 我们如果吃了含酸较多的食物，会出现酸中毒吗？

PPT

第一节 弱电解质的电离平衡

许多化合物溶解在水中能够导电，例如氯化钠、盐酸、氢氧化钠等化合物的水溶液均可导电；有些化合物在熔融状态下也可以导电。人们把在水溶液或熔融状态下能导电的化合物称为电解质。酸、碱、盐都是电解质，它们的水溶液称为电解质溶液。

人的体液中都含有电解质，它们常以离子形式存在于人体内，如 Na^+、K^+、Ca^{2+}、Mg^{2+}、Cl^-、HCO_3^-、HPO_4^{2-}、$H_2PO_4^-$、SO_4^{2-} 等，它们在维持渗透平衡及酸碱度，以及对神经、肌肉等组织的生理、生化功能起着重要作用。

一、强电解质和弱电解质

电解质可以导电，但不同的电解质溶液导电能力各不相同。当等体积、等浓度的盐酸、醋酸、氯化钠、氢氧化钠、氨溶液进行导电实验时，盐酸、氯化钠和氢氧化钠溶液导电时，灯泡亮度大，醋酸、氨溶液导电时灯泡亮度小一些。这说明盐酸、氯化钠、氢氧化钠溶液导电能力比醋酸、氨溶液导电能力强。

电解质溶液之所以导电，是因为溶液中有自由移动的离子。溶液导电性强弱与溶液中离子数目密切相关。在等体积、等浓度的溶液中，离子数目越多，溶液的导电能力就越强，离子数目越少，溶液的导电能力就越弱。那么，上面实验说明盐酸、氯化钠和氢氧化钠溶液中的离子数目比醋酸、氨水中的离子数目多。而溶液中离子数目的多少是由电解质的电离程度决定的。

电解质在水溶液里离解成自由移动离子的过程，称为电离。不同的电解质其电离程度不同，根据电离程度的大小把电解质分为强电解质和弱电解质。

（一）强电解质

实验证明盐酸、氢氧化钠和氯化钠溶液的导电能力强，因为这些电解质在水溶液里完全电离成离子，而且其电离是不可逆的，电离方程式用"＝＝"或"——→"表示。例如：

$$HCl =\!=\!= H^+ + Cl^- \quad 或 \quad HCl \longrightarrow H^+ + Cl^-$$

$$NaOH =\!=\!= Na^+ + OH^- \quad 或 \quad NaOH \longrightarrow Na^+ + OH^-$$

$$NaCl =\!=\!= Na^+ + Cl^- \quad 或 \quad NaCl \longrightarrow Na^+ + Cl^-$$

在水溶液里全部电离成阴、阳离子的电解质称为强电解质。强酸、强碱和大多数盐类都是强电解质，如 HCl、H_2SO_4、HNO_3、$NaOH$、KOH、$Ba(OH)_2$、$NaCl$、KCl 等。

（二）弱电解质

醋酸和氨水导电能力差是因为在水溶液里醋酸和氨水只有一小部分电离成离子，大部分是未电离的分子。而且其电离过程是可逆的，即分子在水溶液里电离成离子的同时，离子又重新结合成分子。在电离方程式中用"⇌"代替"＝＝"表示电离的可逆性。例如：

$$NH_3 \cdot H_2O \rightleftharpoons NH_4^+ + OH^-$$

$$\underset{醋酸}{CH_3COOH} \rightleftharpoons H^+ + \underset{醋酸根}{CH_3COO^-}$$

在水溶液里只有部分电离成阴、阳离子的电解质称为弱电解质。在弱电解质的溶液里同时存在电解质的分子和电离出的离子。弱酸、弱碱都是弱电解质。如 $NH_3 \cdot H_2O$、CH_3COOH、H_2CO_3 等。

若弱电解质是多元弱酸，则电离是分步进行的。如碳酸的电离过程：

第一步 $\qquad\qquad H_2CO_3 \rightleftharpoons H^+ + HCO_3^-$

第二步 $\qquad\qquad HCO_3^- \rightleftharpoons H^+ + CO_3^{2-}$

多元弱酸的电离以第一步电离程度最大，第二步电离程度减小，并依次递减。

强电解质和弱电解质的比较见表4-1。

表 4 – 1　几种常见的电解质溶液的比较

电解质	盐酸、氢氧化钠、氯化钠	氨水、醋酸
电离程度	完全	部分
离子浓度	大	小
溶液中溶质粒子	离子	分子、离子
同条件下导电性	强	弱
电解质分类	强电解质	弱电解质

值得注意的是：电解质的强弱与其溶解度无关，其本质的区别在于它们在水溶液里的电离程度。有些电解质易溶于水，却是弱电解质，如醋酸（CH_3COOH）；有些电解质微溶于水，但却是强电解质，如硫酸钡（$BaSO_4$）、氯化银（$AgCl$）等。

二、弱电解质的电离平衡

（一）电离平衡

弱电解质电离过程是可逆的，以氨水为例：

$$NH_3 \cdot H_2O \rightleftharpoons NH_4^+ + OH^-$$

开始电离时，主要是氨水分子电离成为氢氧根离子和铵根离子，此过程称为正反应过程，电离速度较大。随着氨水分子的电离，氨水分子浓度不断下降，氢氧根离子和铵根离子浓度不断增大，因而正反应过程电离（离子化）速度逐渐减慢，而氢氧根离子和铵根离子结合成氨水分子即逆反应过程（分子化）的速度逐渐加快。当正反应过程（离子化）和逆反应过程（分子化）的速度相等时，溶液里氨水分子、氢氧根离子和铵根离子的浓度不再改变，弱电解质溶液体系达到平衡状态。

在一定条件下，当弱电解质分子电离成离子的速率和离子重新结合成弱电解质分子的速率相等时的状态，称为弱电解质的电离平衡。

电离平衡为动态平衡。外界条件的变化会打破平衡，电离平衡发生移动。

⇄ 知识链接

氨水溶液中的电离平衡移动

在氨水中存在着下列平衡：

$$NH_3 \cdot H_2O \rightleftharpoons NH_4^+ + OH^-$$

达到平衡时，溶液中 $NH_3 \cdot H_2O$、NH_4^+、OH^- 都保持着一定的浓度。如果改变其中任一浓度，平衡则发生移动。

例如向溶液中加入少量的 HCl、NaOH 或浓氨水（$NH_3 \cdot H_2O$），平衡都会发生移动。加入 HCl 后，HCl 电离出的 H^+ 能与溶液中的 OH^- 结合成水，使 OH^- 浓度减小，平衡向右移动；加入 NaOH 后能够增大 OH^- 浓度，使电离平衡向左移动；

加入浓氨水增大了 $NH_3 \cdot H_2O$ 的浓度，使平衡向右移动。

由此可见，当弱电解质的电离达到平衡时，改变电解质分子或离子的浓度可使原来的电离平衡遭到破坏，直到在新的浓度条件下建立新平衡。由于条件（浓度）的改变，弱电解质由原来的电离平衡达到新的电离平衡的过程，称为电离平衡的移动。

（二）电离度

不同的弱电解质在水溶液里的电离程度是不同的，有的电离程度大，有的电离程度小，弱电解质电离程度的大小，可用电离度表示。在一定温度下，弱电解质在溶液里达到电离平衡时，已电离的弱电解质分子数占电离前分子总数的百分比，称为该电解质的电离度，用符号 α 表示。

$$\alpha = \frac{\text{已电离的电解质分子数}}{\text{电解质分子总数}} \times 100\%$$

例如，25℃时，0.1mol/L 醋酸溶液里，每 10000 个分子里有 132 个分子电离成离子。则醋酸的电离度是：

$$\alpha = \frac{132}{10000} \times 100\% = 1.32\%$$

不同的电解质，电离度大小不同，电解质越弱，它的电离度越小。因此可根据电离度的大小判定电解质的相对强弱。几种常见的弱电解质的电离度见表 4-2。

表 4-2　几种弱电解质的电离度（25℃，0.1 mol/L）

名称	化学式	α（%）	名称	化学式	α（%）
醋酸	CH_3COOH	1.32	碳酸	H_2CO_3	0.17
甲酸	$HCOOH$	4.42	氢硫酸	H_2S	0.07
氢氟酸	HF	8.5	硼酸	H_3BO_3	0.01
氢氰酸	HCN	0.01	氨水	$NH_3 \cdot H_2O$	1.33

注：表中的多元弱酸如碳酸、氢硫酸的电离度系指一级电离度。

电解质电离度的大小主要取决于电解质自身性质，同时也与电解质溶液的浓度、温度及溶剂种类有关。对于水溶液，通常说某电解质的电离度都是指一定温度和一定浓度时的电离度。

（三）同离子效应

在氨水溶液中加入酚酞，溶液因碱性而显红色，再在溶液中加入少量氯化铵晶体，结果溶液红色变浅，说明碱性减弱，即 OH^- 浓度减小。这是因为加入氯化铵后，因氯化铵是强电解质，在溶液里全部电离成 NH_4^+ 和 Cl^-，溶液中 NH_4^+ 浓度显著增大，破坏了氨水的电离平衡，使平衡向左移动，当达到新平衡时，溶液里 OH^- 浓度减小，$NH_3 \cdot H_2O$

浓度增大，使氨水的电离度减小，所以溶液碱性减弱，红色变浅。这一过程可表示如下：

$$NH_3 \cdot H_2O \Longleftrightarrow \boxed{NH_4^+} + OH^-$$

$$NH_4Cl \Longrightarrow \boxed{NH_4^+} + Cl^-$$

同理，若往氨水 $NH_3 \cdot H_2O$ 中加入氢氧化钠，氨水 $NH_3 \cdot H_2O$ 电离度也会降低。

在弱电解质里加入和弱电解质具有相同离子的强电解质，使弱电解质电离度减小的现象称为同离子效应。

第二节　水的离子积和溶液的 pH

水乃生命之源，是人类及一切生物赖以生存的必不可少的重要物质，是不可替代的自然资源。水有很重要的生理功能，如保持细胞形态，提高代谢作用；调节体液黏度，改善体液组织的循环；调节人体体温，保持皮肤湿润与弹性等。水也是一种最重要的溶剂，能溶解许多物质，也能对溶液的酸碱性产生一定的影响。

一、水的离子积

人们通常认为纯水不导电。但用精密的仪器测定，发现水有微弱的导电能力。这说明水是一种极弱的电解质，它能电离出极少量的 H^+ 和 OH^-：

$$H_2O \Longleftrightarrow H^+ + OH^-$$

从纯水的导电实验测得，在 25℃ 时，1L 纯水（物质的量为 55.6mol）中只有 1.0×10^{-7}mol 水分子电离，可电离出 1.0×10^{-7}mol 的 H^+ 和 1.0×10^{-7}mol 的 OH^-，两者的乘积是一个常数，用 K_w 表示，则：

$$K_w = [H^+][OH^-] = 1.0 \times 10^{-14}$$

K_w 称为水的离子积常数，简称为水的离子积。无论是在纯水中，还是在任何酸性、碱性、中性水溶液中都存在 H^+ 和 OH^-，并且 $[H^+]$ 和 $[OH^-]$ 的乘积在一定温度下是一个常数，常温（25℃）时都为 1.0×10^{-14}，即已知稀溶液中的 H^+ 或 OH^- 其中一种离子浓度，就可求出另一种离子浓度。

例如：已知常温时，某溶液中 $[H^+] = 10^{-4}$mol/L，则 $[OH^-]$ 是多少？

$$[OH^-] = \frac{K_w}{[H^+]} = \frac{10^{-14}}{10^{-4}} = 10^{-10} \text{mol/L}$$

二、溶液的酸碱性和 pH 微课1

（一）溶液的酸碱性

常温（25℃）下，纯水中 $[H^+]$ 和 $[OH^-]$ 相等，都是 1.0×10^{-7}mol/L，所以

纯水是中性的。

如果向纯水中加入酸，则溶液中［H⁺］增大，使水的电离平衡向左移动，达到新平衡时，［OH⁻］减少，即［OH⁻］$<1.0\times10^{-7}$mol/L，［H⁺］$>1.0\times10^{-7}$mol/L，则［H⁺］>［OH⁻］，溶液显酸性。

如果向纯水中加入碱，则溶液中［OH⁻］增大，使水的电离平衡向左移动，当达到新平衡时，［H⁺］减少，即［H⁺］$<1.0\times10^{-7}$mol/L，［OH⁻］$>1.0\times10^{-7}$mol/L，则［OH⁻］>［H⁺］，溶液显碱性。

综上所述，溶液的酸碱性与 H⁺ 和 OH⁻ 浓度的关系可以表示为：

中性溶液：$[H^+]=[OH^-]=1.0\times10^{-7}$mol/L

酸性溶液：$[H^+]>1.0\times10^{-7}$mol/L$>[OH^-]$

碱性溶液：$[H^+]<1.0\times10^{-7}$mol/L$<[OH^-]$

由此可见，由于存在水的电离平衡，无论是中性、酸性还是碱性溶液中，都同时含有 H⁺ 和 OH⁻，只不过在不同溶液中两种离子浓度大小不同而已。［H⁺］越大，［OH⁻］越小，溶液酸性越强，碱性越弱；反之，［H⁺］越小，［OH⁻］越大，溶液碱性越强，酸性越弱。

（二）溶液的 pH

溶液的酸碱性可用［H⁺］或［OH⁻］来表示，但实际应用中我们一般采用［H⁺］来表示。但当溶液中［H⁺］很小时，用［H⁺］表示溶液酸碱性很不方便，因此常用 pH 来表示溶液酸碱性。所谓 pH 就是氢离子浓度的负对数。即：

$$pH=-\lg[H^+]$$

例如：

［H⁺］$=10^{-3}$mol/L　　　　则 $pH=-\lg10^{-3}=3$

［H⁺］$=10^{-7}$mol/L　　　　则 $pH=-\lg10^{-7}=7$

［H⁺］$=10^{-9}$mol/L　　　　则 $pH=-\lg10^{-9}=9$

由此可见，［H⁺］越大，溶液的 pH 越小；［H⁺］越小，溶液的 pH 越大。

溶液的酸碱性与 pH 的关系：①中性溶液：pH=7；②酸性溶液：pH<7；③碱性溶液：pH>7。

溶液的［H⁺］与 pH 的对应关系可用表 4-3 表示。

表 4-3　溶液的［H⁺］与 pH 的对应关系

［H⁺］	10^0	10^{-1}	10^{-2}	10^{-3}	10^{-4}	10^{-5}	10^{-6}	10^{-7}	10^{-8}	10^{-9}	10^{-10}	10^{-11}	10^{-12}	10^{-14}
pH	1	2	3	4	5	6	7	8	9	10	11	12	13	14

可以看出溶液的 pH 越小，酸性越强；pH 越大，碱性越强。溶液的 pH 相差一个单位，［H⁺］相差 10 倍。pH 增大 1 个单位，［H⁺］缩小至 1/10；pH 缩小 2 个单位，

［H^+］增大 100 倍。

溶液的酸碱性也可用 pOH 来表示，pOH 即为氢氧根离子浓度的负对数：

$$pOH = -\lg[OH^-]$$

由于 25℃时，水溶液中 K_w =［H^+］［OH^-］= 1.0×10^{-14}，因此 pH 和 pOH 之间存在以下关系：

$$pH + pOH = 14$$

应当注意，pH 使用范围在 1～14 之间，当溶液的［H^+］> 1mol/L，pH < 0 时，一般不用 pH，而直接用［H^+］表示溶液的酸度；pH > 14 时，直接用［OH^-］表示溶液的碱度更为方便。

pH 不仅在化学中很重要，在医学和生物学上也有着重要的意义。例如，生物体内的一些生物化学变化，只能在一定的 pH 范围内才能正常进行，各种生物催化剂——酶也只有在一定的 pH 范围内才有活性，否则会降低或失去活性。正常人血液的 pH 维持在 7.35～7.45 之间。临床上把血液 pH < 7.35 时称为酸中毒，pH > 7.45 时称为碱中毒。无论是酸中毒还是碱中毒，都会引起严重后果，必须采取适当措施纠正血液的pH。静脉输液时溶液的 pH 最好与血液的 pH 相差不大，以免引起血液 pH 的改变。人体各种体液的 pH 范围见表 4－4。

表 4－4　人体各种体液的 pH

体液	pH	体液	pH
成人胃液	0.9～1.5	大肠液	8.3～8.4
婴儿胃液	5.0	乳汁	6.0～6.9
唾液	6.35～6.85	泪水	7.4
胰液	7.5～8.0	尿液	4.8～7.5
小肠液	7.6	脑脊液	7.35～7.45

⇄ 知识链接

酸碱指示剂

有一类化合物，在不同的 pH 溶液中能呈现不同的颜色，因此可以借助于这种颜色的变化来判定溶液的酸碱性，这些物质称为酸碱指示剂。它们多为有机弱酸或有机弱碱，其分子和电离出的离子因结构不同而具有不同的颜色。例如石蕊就是一种有机弱酸，在其水溶液中存在下列平衡：

$$HIn \rightleftharpoons H^+ + In^-$$

　　石蕊分子　　石蕊离子
　　（红色）　　　（蓝色）

如果向溶液中加入酸，溶液中 H^+ 浓度增大，平衡向左移动。当溶液中 H^+ 浓度增大到 pH≤5 时，溶液以 HIn 的颜色为主，显红色。若向溶液中加入碱，OH^- 浓度增大，这时 OH^- 中和溶液中的 H^+，使电离平衡向右移动。当溶液中 OH^- 浓度增大到 pH≥8 时，溶液以 In^- 的颜色为主，显蓝色。可见石蕊指示剂由红色变为蓝色时，溶液的 pH 从 5.0 变化到 8.0。我们把指示剂由一种颜色过渡到另一种颜色时溶液的 pH 变化范围称为指示剂的变色范围（表 4-5）。

表 4-5　几种常见酸碱指示剂与变色范围

酸碱指示剂	变色范围	颜色变化	酸碱指示剂	变色范围	颜色变化
甲基橙	3.1~4.4	红色~黄色	溴麝香草酚蓝	6.2~7.6	黄色~蓝色
甲基红	4.4~6.2	红色~黄色	溴粉蓝	3.0~4.6	黄色~蓝紫色
石蕊	5.0~8.0	红色~蓝色	中性红	6.8~8.0	红色~黄色
酚酞	8.0~10.0	无色~红色	溴麝香酚酞	9.4~10.6	无色~蓝色

第三节　盐的水解 微课2

一、定义

用 pH 试纸分别测试 0.1mol/L 的醋酸钠（CH_3COONa）、氯化铵（NH_4Cl）、氯化钠（NaCl）溶液的 pH。结果醋酸钠溶液 pH=9，显碱性；氯化铵溶液 pH=5，显酸性；氯化钠溶液 pH=7，显中性。

为什么有些盐的水溶液会显酸性，有些会显碱性呢？这是因为绝大多数的盐都是强电解质，在溶液中以离子形式存在，这样盐的离子与水中的 H^+ 或 OH^- 结合生成了弱电解质，破坏了水的电离平衡，使溶液中 [H^+] 和 [OH^-] 不再相等，所以盐溶液显示一定的酸性或碱性。

在水溶液里，盐的离子和水中的 H^+ 或 OH^- 结合生成弱电解质的反应称为盐的水解。

二、不同类型盐的水解

盐类可以看作是酸、碱中和生成的产物。由于生成盐的酸和碱的强弱不同，可将盐分为四种类型，这些盐的水解情况也各不相同。

（一）强碱弱酸盐的水解

以醋酸钠（CH_3COONa）水解为例，CH_3COONa 是强碱（NaOH）和弱酸（CH_3COOH）生成的盐。

醋酸钠（CH_3COONa）在水中全部电离成 Na^+ 和 CH_3COO^- 离子，同时水也电离出

少量的 H^+ 和 OH^-，表示如下：

$$CH_3COONa \Longleftrightarrow \boxed{\begin{array}{c} CH_3COO^- \\ + \\ H^+ \end{array}} + Na^+$$
$$H_2O \Longleftrightarrow \qquad\qquad + OH^-$$
$$\Big\Updownarrow$$
$$CH_3COOH$$

溶液中 CH_3COO^- 和水电离出的 H^+ 结合生成弱电解质 CH_3COOH，使 ［H^+］减小，破坏了水的电离平衡，水的电离平衡向右移动。最终溶液中 ［H^+］越来越小，［OH^-］越来越大，达到新平衡后，溶液里 ［OH^-］＞ ［H^+］，使醋酸钠溶液显碱性。Na_2CO_3、$NaHCO_3$、K_2S 等也属于强碱和弱酸生成的盐，水溶液都显碱性。

结论：强碱弱酸盐水解后溶液显碱性。

（二）强酸弱碱盐的水解

以氯化铵（NH_4Cl）为例，NH_4Cl 是强酸盐酸（HCl）和弱碱氨水（$NH_3 \cdot H_2O$）生成的盐。

氯化铵（NH_4Cl）在水中全部电离成 NH_4^+ 和 Cl^-，同时水也电离出少量的 H^+ 和 OH^-，表示如下：

$$NH_4Cl \Longleftrightarrow \boxed{\begin{array}{c} NH_4^+ \\ + \\ OH^- \end{array}} + Cl^-$$
$$H_2O \Longleftrightarrow \qquad\qquad + H^-$$
$$\Big\Updownarrow$$
$$NH_3 \cdot H_2O$$

溶液中 NH_4^+ 和水电离出的 OH^- 结合生成弱电解质 $NH_3 \cdot H_2O$，破坏了水的电离平衡，使水的电离平衡向右移动，溶液中 ［OH^-］越来越小，［H^+］越来越大，达到新平衡后，溶液里 ［H^+］＞［OH^-］，使氯化铵溶液显酸性。$FeCl_3$、NH_4NO_3、$Al_2(SO_4)_3$ 等也属于强酸和弱碱生成的盐，水溶液都呈酸性。

结论：强酸弱碱盐水解后溶液显酸性。

（三）强酸强碱盐的水解

以氯化钠（NaCl）为例，NaCl 是强酸（HCl）和强碱（NaOH）生成的盐。

氯化钠（NaCl）在水中完全电离成 Na^+ 和 Cl^-，但 Na^+ 和 Cl^- 不能与水中 H^+ 和 OH^- 结合生成弱电解质，水的电离平衡不受影响，溶液中 ［H^+］＝［OH^-］，溶液呈中性。KNO_3、Na_2SO_4、$BaCl_2$ 等也属于强酸强碱盐，水溶液都呈中性。

结论：强酸强碱盐不水解，溶液呈中性。

（四）弱酸弱碱盐的水解

以醋酸铵（CH_3COONH_4）、碳酸铵［$(NH_4)_2CO_3$］为代表的弱酸弱碱盐，水解情况比较复杂,在这里不作讨论。

↗ 知识链接

盐的水解应用简介

盐的水解在日常生活和医药卫生方面都有很重要的意义。例如,明矾 $[AlK(SO_4)_2 \cdot 12H_2O]$ 净水原理就是利用它水解生成的氢氧化铝胶体能吸附杂质这一作用;临床上治疗胃酸过多或酸中毒时,使用的碳酸氢钠($NaHCO_3$)或乳酸钠($C_3H_5O_3Na$)就是利用它们水解后显弱碱性的作用;治疗碱中毒,使用氯化铵(NH_4Cl)则是利用它水解后显弱酸性的作用。

盐的水解也会带来不利影响。某些药物如青霉素钠盐和钾盐因易水解而变质,应该密封保存在干燥处,以免其水解变质。

第四节　缓冲溶液

PPT

一、缓冲作用和缓冲溶液

纯水和一般的溶液都有它固定的 pH,当加入少量的酸或碱时,它们的 pH 都会在外来酸或碱的影响下发生明显的改变。但是有的溶液却能保持一定的 pH,不因外界少量的酸或碱而使其 pH 有明显的变化。比如人体的血液,每天许多酸碱性不同的代谢物质进入体内,而血液 pH 却能维持在一定范围(7.35～7.45)。这说明人体血液具有抵抗少量酸或少量碱的能力。

溶液能抵抗外来少量酸或少量碱而保持溶液 pH 几乎不变的作用,叫缓冲作用。具有缓冲作用的溶液称为缓冲溶液。

二、缓冲溶液的组成

缓冲溶液之所以具有缓冲作用,是由于在缓冲溶液中同时含有足量的抵抗外来少量酸或少量碱的成分。通常把这两种成分称为缓冲对或缓冲系。其中能抵抗外来少量酸的成分称为抗酸成分,能抵抗外来少量碱的成分称为抗碱成分。常用的缓冲对有以下三种类型。

(一)弱酸及其对应的盐

抗碱成分—抗酸成分

例如:CH_3COOH—CH_3COONa,H_2CO_3—$NaHCO_3$,H_3PO_4—NaH_2PO_4。

(二)弱碱及其对用的盐

抗酸成分—抗碱成分

例如：$NH_3 \cdot H_2O$—NH_4Cl。

（三）多元弱酸的酸式盐及其对应的次级盐

抗碱成分—抗酸成分

例如：$NaHCO_3$—Na_2CO_3，NaH_2PO_4—Na_2HPO_4。

三、缓冲溶液在医学上的意义

缓冲溶液在医学上有着广泛的用途。在生物体内的许多化学反应，受着各种酶的控制，而每一种酶只有在一定的 pH 下才有活性。如胃的蛋白酶所需的 pH 是 1.5 ~ 2.0，pH 超过 4.0 时，它完全失去活性。另外，微生物的培养，组织的切片和细菌染色，中草药成分的提取分离，血库中血液的冷藏等都需要保持 pH 几乎不变的缓冲溶液。

缓冲溶液在人体内也很重要，我们人体的血液就是一个缓冲体系。血液的 pH 维持在 7.35 ~ 7.45 这一窄小范围内，变化甚微，除了肺、肾的调节作用外，主要是血液中含有多种缓冲对。

血液中起缓冲作用的缓冲对主要有：

血浆中：H_2CO_3—$NaHCO_3$　　　　　NaH_2PO_4—Na_2HPO_4

　　　　H-血浆蛋白—Na-血浆蛋白

红细胞中：H_2CO_3—$KHCO_3$　　　　H-血红蛋白—K-血红蛋白

　　　　　KH_2PO_4—K_2HPO_4　　　H-氧合血红蛋白—K-氧合血红蛋白

在这些缓冲对中，碳酸和碳酸氢盐缓冲对在血液中浓度最高，缓冲能力最强，对维持血液正常的 pH 起着决定性的作用。在人体代谢过程中产生的酸性或碱性物质以及食入的酸性或碱性物质进入血液后，正是这些缓冲对发挥其抗酸抗碱作用，才使血液的 pH 维持稳定。

以 H_2CO_3—$NaHCO_3$ 为例，在 H_2CO_3—$NaHCO_3$ 缓冲体系中存在电离平衡：

$$H_2CO_3 \Longrightarrow H^+ + HCO_3^-$$

当人体代谢过程产生的酸性物质进入血液时，HCO_3^- 就会立即与它结合生成 H_2CO_3，使平衡向左移动。H_2CO_3 不稳定又会分解成 CO_2 和 H_2O，形成的 CO_2 由肺部排出。而消耗掉的 HCO_3^- 可通过肾脏的调节得以补偿，这样能抑制酸度变化，使血液的 pH 保持在正常范围内。肺气肿引起的肺部换气不足、糖尿病以及食用低碳水化合物和高脂肪食物等，常引起血液中 H^+ 浓度的增加，但通过血液中缓冲体系调整及机体的补偿功能，可使血液的 pH 基本保持恒定。但在严重腹泻时，由于丧失的 HCO_3^- 过多或因肾衰竭引起的 H^+ 的排泄减少，缓冲系统和机体的补偿功能往往不能有效地发挥作用而使血液的 pH 下降，当 pH <7.35 时，就会引起酸中毒。

当人体代谢过程中产生的碱性物质进入血液时，缓冲溶液中的 H_2CO_3 发挥其抗碱作用。使缓冲体系中的平衡向右移动，以补充消耗的 H^+，而生成的过量的 HCO_3^- 将随血液流经肾脏时进行生理调节，随尿液排出体外，从而保持 pH 基本恒定。但当出现发高烧、换气过速、摄入过多的碱性物质，而且缓冲系统和机体补偿功能不能发挥很好作用时，血液的 pH 就会升高，当 pH > 7.45 时，则引起碱中毒。

综上所述，由于血液中多种缓冲对的缓冲作用以及肺、肾的调节作用，正常人血液的 pH 得以维持在 7.35 ~ 7.45 之间。但任何缓冲溶液的缓冲能力都是有一定限度的，当机体代谢发生障碍时，血液中酸度或碱度增加，而缓冲对不能有效发挥功能时，血液的 pH 就会升高或下降，从而出现酸中毒或碱中毒，引起严重后果，甚至会危及生命。

⇄ 知识链接

人体内的电解质

电解质是人体体液的重要组成部分。体液中的电解质主要是盐类物质溶于水形成的，体内电解质溶液的主要成分是钠离子、钾离子、钙离子、镁离子、氯离子、碳酸氢根离子、磷酸氢根离子和硫酸根离子。

体内血液中，钠离子的含量应保持稳定。健康的成人每天需要食盐约 5 ~ 10g，主要来自饮食，如果血浆中钠离子浓度增大，就会造成血浆渗透压升高，红细胞里的水分就会向外渗透，造成红细胞脱水；如果血浆中的钠离子浓度减小，血浆的渗透压就会降低，水就会从血浆中进入红细胞中，造成细胞水肿，甚至破裂。

人体每天摄入和排出的水与电解质，以及人体内各部分体液的量、组成、电解质浓度等均处于动态平衡中。许多器官系统的疾病和一些全身性的病理过程（如肾病、呕吐和腹泻等）都可以引起或伴有水、电解质代谢紊乱。另外，外界环境的某些变化，也常导致水、电解质代谢紊乱。如果得不到及时的纠正，水、电解质代谢紊乱本身又可使全身器官系统特别是心血管系统、神经系统的生理功能和机体的物质代谢发生相应的障碍，严重时可时导致死亡。

••••• 目标检测 •••••

一、单项选择题

1. 下列物质属于强电解质的是 （   ）

A. 氨水　　　　　B. 醋酸　　　　　C. 盐酸　　　　　D. 碳酸

2. 下列物质属于弱电解质的是 （   ）

A. 氯化钠　　　　B. 氯化铵　　　　C. 醋酸　　　　　D. 醋酸钠

3. 关于酸性溶液下列叙述正确的是 （   ）

A. 只有 H^+ 存在　　　　　　　　B. $[H^+] < 10^{-7}$ mol/L

C. $[H^+] > [OH^-]$　　　　　　　D. pH = 7

4. $[H^+] = 10^{-10}mol/L$ 的溶液，pH 为（　　　）

    A. 1   B. 4   C. 10   D. 14

5. 0.01mol/L 的盐酸溶液，其 $[H^+]$ 和 pH 分别为（　　　）

    A. 0.01mol/L 和 2   B. 0.01mol/L 和 12

    C. $10^{-12}mol/L$ 和 2   D. $10^{-12}mol/L$ 和 12

6. 已知成人胃液的 pH＝1，婴儿胃液的 pH＝5，成人胃液中的 $[H^+]$ 是婴儿胃液中的 $[H^+]$ 的多少倍（　　　）

    A. 4 倍   B. 5 倍   C. 10^4 倍   D. 10^{-4} 倍

7. 某溶液中 $[H^+] = 1.0 \times 10^{-6} mol/L$，则 $[OH^-]$ 是（　　　）

    A. $1.0 \times 10^{-8}mol/L$ B. $1.0 \times 10^{-7}mol/L$

    C. $1.0 \times 10^{-6}mol/L$ D. $1.0 \times 10^{-14}mol/L$

8. 下列溶液水解后显弱碱性的是（　　　）

    A. NaOH   B. $NaHCO_3$ C. NaCl   D. NH_4Cl

9. 盐类水解反应的逆反应是（　　　）

    A. 分解反应   B. 化合反应   C. 中和反应   D. 离子反应

10. 下列哪种溶液具有缓冲作用（　　　）

    A. 2mol/L 的醋酸溶液

    B. 1mol/L 盐酸与 1mol/L 的氯化钠溶液混合

    C. 2mol/L 的氨水溶液

    D. 1mol/L 氨水与 1mol/L 的氯化铵溶液混合

二、多项选择题

1. 以下物质因水解而显酸性的是（　　　）

    A. 乳酸钠   B. 氯化铵   C. 碳酸钾   D. 氯化铁

2. 关于碱性溶液下列叙述正确的是

    A. 只有 OH^- 存在   B. $[H^+] < 10^{-7}mol/L$

    C. $[H^+] < [OH^-]$ D. pH > 7

3. 能使氨水溶液电离度减小的是（　　　）

    A. 氢氧化钾   B. 氯化铵   C. 水   D. 氯化铁

4. 以下各组物质可作为缓冲对的是（　　　）

    A. $CH_3COOH—H_2CO_3$ B. $H_2CO_3—NaHCO_3$

    C. $NH_3 \cdot H_2O—NH_4Cl$ D. $Na_2CO_3—CH_3COOH$

5. 下列属于酸性溶液的是（　　　）

    A. $[H^+] = 10^{-6} mol/L$ B. pH = 7

    C. pH = 1   D. $[OH^-] = 10^{-9} mol/L$

三、思考题

1. 在验证醋酸和氨水溶液的导电性时，发现醋酸和氨水溶液导电时灯泡较暗，如果将两种溶液混合在一起验证，发现灯泡十分明亮，为什么？

2. 日常生活中，人们经常食用一些酸性或碱性食物，但血液的 pH 总能维持在 7.35～7.45 之间，为什么？

（王砚辉）

书网融合……

　微课1　　　　微课2　　　　单元小结　　　　自测题

第五单元 常见无机物及其应用

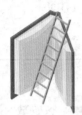

【学习目标】

1. **掌握** 卤素及其化合物的主要性质；钠、钾及其化合物的主要性质。

2. **熟悉** 卤素化合物在医学中的应用；碱金属与碱土金属化合物在医学中的应用。

3. **了解** 了解氮、磷、碳、硅及其化合物；了解铝、铁及其化合物。

案例分析

护理专业的学生小李在电视上看到一篇关于氟骨症的报道，想起自己上小学时也进行了牙齿涂氟，立刻对氟元素产生了好奇，开始查找氟元素的相关资料。

问题

1. 氟元素在人体中有何作用？过量摄取有何危害？

2. 与氟同主族的元素还有哪些？它们的化合物在医学上有何作用？

第一节 常见非金属及其化合物

一、卤素 微课1

化学上把位于周期表中ⅦA族的元素称为卤族元素，简称卤素，包括氟（F）、氯（Cl）、溴（Br）、碘（I）、砹（At）和（Ts）6 种元素。卤素的希腊文原意是成盐元素。

卤素在自然界中分布广泛，一般以卤化物的形式存在。海水中含有丰富的氯化物，少量的溴化物常与氯化物共存，碘主要存在于海水和海洋生物中。

卤素在人体中起到重要作用。氟结合在牙齿和骨骼等硬组织中，有助于增加骨骼的硬度，但摄入量过多，会出现氟骨症；氯离子是体液中存在的主要阴离子，大都分布在细胞外液；溴在人体各组织中都有存在，它在体内的生理功能尚不清楚；碘是人体必需的微量元素，参与甲状腺激素的合成。

（一）卤素单质

卤素在自然界都以化合状态存在，它们的单质可以人工制得。卤素的单质都是双原子分子，一般用 X 代表卤素原子，单质分子式可用 X_2 表示。

1. 物理性质 常温下，氟单质与氯单质是气体，溴单质为液体，碘单质为固体。卤素单质的熔点与沸点有着明显的规律性变化（表5-1）。

表5-1 卤素单质的物理性质

单质	颜色和状态	沸点/℃	熔点/℃	25℃溶解度/100g 水
F_2	淡黄绿色气体	−188.1	−219.6	反应
Cl_2	黄绿色气体	−34.6	−101	$310cm^3$
Br_2	红棕色液体	58.78	−7.2	4.17g
I_2	紫黑色固体	184.4	113.5	0.029g

氟气是淡黄绿色气体，有剧毒，与水剧烈反应，置换出氧气。

氯气是黄绿色气体，密度约为空气的 2.5 倍，有毒，吸入少量氯气会使鼻、喉等处黏膜受到刺激而引起胸部疼痛和咳嗽，吸入大量氯气会中毒致死。氯气能溶于水，常温下1体积水约能溶解2体积氯气，氯气的水溶液称为氯水。

溴单质和碘单质分别为液体和固体，都有毒，在水中溶解度不大，易溶解于乙醇、汽油、四氯化碳等有机溶液。碘单质遇淀粉呈蓝色，反应非常灵敏，是碘单质的特性反应。另外，碘单质还具有杀菌消毒的作用，医药上消毒用的碘酊，就是碘的乙醇溶液。

2. 化学性质 卤素原子的最外电子层上有7个电子，易得到1个电子形成 −1 价的阴离子，所以卤素单质的化学性质很活泼，能与许多金属、非金属直接化合，也能与水和碱反应。

（1）与金属的反应 氟、氯、溴、碘都能与金属反应，生成金属卤化物。其中氟和氯能与绝大多数金属直接化合，溴和碘与金属反应较缓慢。卤化物中卤素的化合价均为 −1 价。例如，金属钠能在氯气中剧烈燃烧生成白色的氯化钠晶体。

$$2Na + Cl_2 \xrightarrow{\text{点燃}} 2NaCl$$

（2）卤素与氢气的反应 氟、氯、溴、碘都能与氢气反应，生成卤化氢（HX）。氟气与氢气在低温暗处就剧烈反应发生爆炸；氢气与氯气混合后，强光照射就能引发爆炸，氢气也能在氯气中燃烧。

$$H_2 + Cl_2 \xrightarrow{\text{点燃}} 2HCl$$

氢气与溴反应需要加热。

$$H_2 + Br_2 \xrightarrow{\text{加热}} 2HBr$$

氢气与碘反应需要高温，且为可逆反应。

$$H_2 + I_2 \underset{\text{高温}}{\rightleftharpoons} 2HI$$

卤化氢（HX）都极易溶于水，形成氢卤酸，分别称为氢氟酸、氢氯酸（盐酸）、氢溴酸和氢碘酸。除氢氟酸是弱酸外，其他均为强酸。氢氟酸能够腐蚀玻璃，可以在玻璃制品上刻花纹和标度。

（3）**卤素与氢气的反应**　氟、氯、溴、碘都能与水反应。氟与水发生强烈反应，生产氟化氢和氧气；氯气溶于水形成氯水，氯水中溶解的部分氯气能与水反应，生成盐酸和次氯酸（HClO）；溴与水的反应比氯气与水的反应弱；碘与水只能极微弱的反应。

$$2F_2 + 2H_2O === 4HF + O_2$$

$$Cl_2 + H_2O === HCl + HClO$$

次氯酸是一种强氧化剂，能杀死水中的细菌，所以在饮用水中通入氯气（1L 水中大约通入 0.002g 氯气）可起消毒杀菌作用。次氯酸不稳定，容易分解放出氧气，日光照射或加热分解速度会加快。

$$2HClO === 2HCl + O_2\uparrow$$

（4）**卤素与碱的反应**　氯气与碱溶液反应，生成相应的氯化物和次氯酸盐。

$$2NaOH + Cl_2 === NaCl + NaClO + H_2O$$

工业上常用氯气和消石灰作用制取漂白粉（也称含氯石灰），反应的化学方程式为：

$$2Ca(OH)_2 + 2Cl_2 === CaCl_2 + Ca(ClO)_2 + 2H_2O$$

和氯气一样，溴、碘也能与碱发生类似反应。

（5）**卤素单质间的置换**　活泼的卤素单质能够将不活泼的卤素单质从其化合物中置换出来。氯可以把溴或碘从它们的卤化物中置换出来，溴可以把碘从碘化物中置换出来。

$$2NaBr + Cl_2 === 2NaCl + Br_2$$

$$2KI + Cl_2 === 2KCl + I_2$$

$$2NaI + Br_2 === 2NaBr + I_2$$

卤素单质间的置换反应，也常用于卤素离子的鉴别。

（二）金属卤化物

大多数金属卤化物都是白色晶体，易溶于水。少数重金属卤化物，如卤化银（氟化银除外）难溶于水，不溶于稀硝酸，可根据这一特性来检验卤素离子。

$$Cl^- + Ag^+ === AgCl\downarrow（白色）$$

$$Br^- + Ag^+ === AgBr\downarrow（浅黄色）$$

$$I^- + Ag^+ === AgI\downarrow（黄色）$$

实验室里，常用这种方法来检验 Cl^-、Br^-、I^- 离子的存在。

1. 氯化钠（NaCl）　俗名食盐。纯的氯化钠是无色透明的晶体，通常所见的为白色结晶性粉末。

氯化钠是人体正常生理活动不可缺少的物质，所以每天要摄入适量食盐来补充通过尿液、汗液等排泄掉的氯化钠。临床上用的生理盐水是浓度为 9g/L 的氯化钠溶液，用于出血过多、严重腹泻等引起的脱水病症，也可用来洗涤伤口。

2. 氯化钾（KCl） 氯化钾是无色晶体，农业上用作钾肥。医药上用于低血钾的治疗，亦可用作利尿药。

3. 氯化钙（CaCl₂） 氯化钙通常为含结晶水的无色晶体（$CaCl_2 \cdot 2H_2O$），加热后会失去结晶水，成为白色的无水氯化钙。无水氯化钙具有很强的吸水性，常用作干燥剂。医药上用于治疗钙缺乏症，也可用作抗过敏药。

4. 溴化钠（NaBr） 溴化钠是白色结晶性粉末，具有吸湿性，易潮解。医药上用作镇静剂。

5. 碘化钾（KI） 碘化钾是白色晶体或结晶性粉末，具有微弱的吸湿性。医药上用于治疗甲状腺肿和配制碘酊。

知识链接

碘酒与碘伏

碘酒又称碘酊，一般为2%的乙醇溶液，是常用的皮肤消毒剂。碘酒消毒原理是游离状态的碘原子具有超强氧化能力，可以破坏病原体的细胞膜结构及蛋白质分子。碘酒主要用于手术前，注射前的皮肤消毒，但对皮肤黏膜的刺激性大，能灼伤皮肤和黏膜，所以涂擦后需要再用70%乙醇溶液进行脱碘。

碘伏是单质碘与聚乙烯吡咯烷酮的不定型结合物，是一种广谱消毒剂，能杀死病毒、细菌、芽孢、真菌、原虫，可用于皮肤消毒、黏膜冲洗、手术前皮肤消毒，也可用于皮肤、黏膜细菌感染以及器械、环境消毒。

碘伏比碘酊的消毒作用更强，且碘伏无需脱碘，但是碘伏不可用于皮肤破损的消毒，碘酊可以用于皮肤破损的消毒。

二、氮与磷

氮和磷属于ⅤA族的元素，原子最外层有5个电子，主要的化合价为－3、+3和+5价。

（一）氮气

氮气在常温常压下是一种无色、无味、无臭、无毒的气体，是大气中含量最多的气体。氮气性质稳定，很难与其他物质发生反应，可用作金属焊接的保护气。用氮气填充粮仓及水果仓库，能使害虫缺氧窒息而死亡。在临床上，液氮广泛用作深度制冷剂，用于治疗瘊子、鸡眼、疣等疾病。

（二）氨与铵盐

氨（NH_3）是具有刺激性气味的无色气体，极易溶于水，其水溶液称为氨水。氨水呈弱碱性，能使无色酚酞溶液变为红色。

$$NH_3 + H_2O \Longleftrightarrow NH_3 \cdot H_2O \Longleftrightarrow NH_4^+ + OH^-$$

氨大量用于制造氮肥（尿素、碳铵等）、复合肥料、硝酸、铵盐、纯碱等，广泛应用于化工、轻工、化肥、制药、合成纤维等领域。此外，液氨常用作大型冷库的制冷剂。

氨可与酸发生反应形成氨盐。铵盐一般为无色晶体，易溶于水，具有不稳定性，受热易分解。

$$NH_4Cl \xrightarrow{\triangle} NH_3\uparrow + HCl\uparrow$$

铵盐与碱供热都能产生有刺激性气味的氨气，氨气能使湿润的红色水试纸变蓝色，利用这一特性可以检验铵根离子的存在。

$$NH_4^+ + OH^- = NH_3\uparrow + H_2O$$

（三）磷酸与磷酸盐

磷酸（H_3PO_4）是非挥发性的中强三元酸，在磷的含氧酸中最稳定。五氧化二磷（P_2O_5）溶于热水中就可以得到磷酸。

$$P_2O_5 + 3H_2O(热水) = 2H_3PO_4$$

磷酸盐分为磷酸正盐、磷酸一氢盐和磷酸二氢盐。磷酸二氢盐均易溶于水，而磷酸一氢盐和磷酸正盐中，仅有钠、钾、铵盐易溶于水。

三、碳与硅

碳和硅属于ⅣA族的元素，原子最外层有4个电子，主要的化合价为 +4 价。

（一）碳及其化合物

碳是一种很常见的元素，它以多种形式广泛存在于大气、地壳和生物之中。活性炭具有很强的吸附能力，在医药上可用作止泻吸附药，能吸附各种化学刺激物和胃肠内的各种有害物质，用于治疗各种胃肠胀气、腹泻、食物中毒等。

碳酸是二元弱酸，可形成碳酸盐和碳酸氢盐。一定条件下，碳酸盐可以和碳酸氢盐相互转化。比如，向碳酸钙沉淀溶液中通入二氧化碳，沉淀会溶解。

$$CaCO_3 + CO_2 + H_2O = Ca(HCO_3)_2$$

碳酸氢钙受热后容易分解生成碳酸钙。

$$Ca(HCO_3)_2 \xrightarrow{\triangle} CaCO_3\downarrow + CO_2\uparrow + H_2O$$

自然界中喀斯特地貌的形成就与上述反应有关。

（二）硅及其化合物

硅元素广泛存在于岩石、砂砾、尘土之中，在地壳中含量丰富，约占地壳总质量的 26.4%。硅的氧化物是二氧化硅，石英为常见的二氧化硅晶体，无色透明的纯石英称为水晶，常用于制造光学仪器。

第二节 常见金属及其化合物

一、碱金属与碱土金属 e 微课2

（一）碱金属

在元素周期表的 I A 族中，除了氢元素外，其他 6 种金属元素，锂、钠、钾、铷、铯、钫被称为碱金属元素。碱金属元素原子最外层电子数均为 1，在化学反应中容易失去 1 个电子形成 +1 价的阳离子，表现出强烈的金属性。碱金属形成的氢氧化物均易溶于水，其水溶液呈强碱性。

碱金属的单质极为活泼，在空气中易被氧化，也可以和水剧烈反应放出氢气，一般保存在煤油或液体石蜡中。

$$2Na + O_2 \longrightarrow Na_2O$$
$$2K + 2H_2O \longrightarrow 2KOH + H_2 \uparrow$$

钠在干燥的空气中点燃时可剧烈燃烧生成过氧化钠。

$$2Na + O_2 \xrightarrow{\text{点燃}} Na_2O_2$$

1. 过氧化钠 过氧化钠（Na_2O_2）为淡黄色固体，与水或二氧化碳反应能够放出氧气，可作为呼吸面具的氧气来源，潜水艇在紧急情况时也用其供氧。

$$2Na_2O_2 + 2H_2O \longrightarrow 4NaOH + O_2 \uparrow$$
$$2Na_2O_2 + 2CO_2 \longrightarrow 2Na_2CO_3 + O_2 \uparrow$$

2. 碳酸钠 碳酸钠（Na_2CO_3）俗名苏打、纯碱，白色晶体，易溶于水，水溶液呈较强碱性。碳酸钠与酸反应可放出二氧化碳。

$$Na_2CO_3 + 2HCl \longrightarrow 2NaCl + H_2O + CO_2 \uparrow$$

碳酸钠是重要的化工原料，广泛用于玻璃、造纸、纺织、印刷、冶金、医药、食品等工业。

3. 碳酸氢钠 碳酸氢钠（$NaHCO_3$）俗名小苏打，白色晶体，易溶于水，水溶液呈弱碱性。碳酸氢钠热稳定性较差，加热时可分解放出二氧化碳。碳酸氢钠与酸反应也可放出二氧化碳。

$$2NaHCO_3 \xrightarrow{\triangle} Na_2CO_3 + H_2O + CO_2 \uparrow$$
$$NaHCO_3 + HCl \longrightarrow NaCl + H_2O + CO_2 \uparrow$$

碳酸氢钠可用于医药、食品等工业。临床上用碳酸氢钠纠正胃酸过多和酸中毒。

4. 硫代硫酸钠 硫代硫酸钠（$Na_2S_2O_3 \cdot 5H_2O$）俗名大苏打、海波，无色、透明的结晶或结晶性细粒，易溶于水，水溶液呈弱碱性。硫代硫酸钠具有较强的还原性，在药物制剂中用作抗氧化剂。硫代硫酸钠可用于氰化物和卤素中毒时的解毒剂，也可用于重金属中毒时的解毒剂。

$$Na_2S_2O_3 + NaCN \rightleftharpoons Na_2SO_3 + NaSCN$$

（二）碱土金属

元素周期表的 ⅡA 族，包含 6 种金属元素，铍、镁、钙、锶、钡、镭，称为碱土金属元素。碱土金属元素原子最外层电子数均为 2，在化学反应中容易失去 2 个电子形成 +2 价的阳离子，化学性质活泼。

镁用于制造轻合金，镁合金硬度和韧性都很大，密度很小，广泛用于飞机、航天和汽车制造。钙也用于制造合金，含 1% 钙的铅合金可作为轴承材料。

1. 硫酸镁　硫酸镁（$MgSO_4$）又称泄盐，口服硫酸镁有良好的导泻功能，注射剂具有抗惊厥作用。

2. 硫酸钙　含两分子结晶水的硫酸钙称为生石膏（$CaSO_4 \cdot 2H_2O$），加热到 160 ~ 200℃时，失去大部分结晶水变为熟石膏（$2CaSO_4 \cdot H_2O$）。熟石膏粉与水混合成糊状后，很快凝固和硬化，重新变为生石膏。

$$2CaSO_4 \cdot 2H_2O \rightleftharpoons (CaSO_4)_2 \cdot H_2O + 3H_2O$$

利用这种性质，熟石膏可用于铸造模型和雕刻，在医疗外科上用作石膏绷带。

3. 硫酸钡　硫酸钡（$BaSO_4$）不溶于水，也不溶于酸中，且具有强烈吸收 X 射线的能力，常用于胃肠道的造影检查。硫酸钡在胃肠道不溶解，也不被吸收，能完全排出体外，对人体安全无害。

二、铝与铁

铝和铁是生活中最常见的两种金属，对人类的生活有着重大的影响。

（一）铝

铝（Al）是银白色轻金属，密度为 $2.7g/cm^3$，具有良好的延展性，可以做成铝箔，用于药品的包装。铝的导电性和导热性仅次于银和铜，被大量用于制作电缆和散热装置。铝合金具有质地轻、强度高、耐腐蚀的特点，在生产生活中被广泛应用。

铝与空气接触很快被氧化而失去光泽，在其表面上生成一层致密的氧化物薄膜，阻止了内部的铝继续被氧化。

铝是两性金属，既能溶于稀酸中，也能溶于强碱溶液。

$$2Al + 6HCl \rightleftharpoons 2AlCl_3 + 3H_2 \uparrow$$
$$2Al + 2NaOH + 2H_2O \rightleftharpoons 2NaAlO_2 + 3H_2 \uparrow$$

1. 氧化铝　氧化铝（Al_2O_3）为白色粉末，不溶于水，可以和酸或碱发生反应。

$$Al_2O_3 + 6HCl \rightleftharpoons 2AlCl_3 + 3H_2O$$
$$Al_2O_3 + 2NaOH \rightleftharpoons 2NaAlO_2 + H_2O$$

晶体型氧化铝也称为刚玉，常用作研磨材料和耐火材料。天然刚玉或人造刚玉若含有杂质而呈现不同颜色，称为宝石，含铬为红宝石，含铁或钛为蓝宝石。

2. 氢氧化铝　氢氧化铝［$Al(OH)_3$］为不溶于水的白色胶状物质。临床上内服氢氧化铝用于中和胃酸，同时氢氧化铝凝胶也能保护溃疡面，其与胃酸的产物三氯化铝也具有收敛和局部止血的作用。

（二）铁

铁（Fe）是白色或银白色的金属，具有金属光泽。有良好的导电、导热和延展性。在人体中是最重要、含量最多的生命必需微量元素。大部分以血红蛋白和肌红蛋白的形式存在于血液和肌肉组织。缺铁会引起缺铁性贫血、中枢神经系统功能异常等疾病。摄入铁过多，也会诱发肿瘤或引起急性铁中毒。

硫酸亚铁（$FeSO_4 \cdot 7H_2O$）为浅绿色的晶体，俗称绿矾，在临床上作为补血剂，用于治疗缺铁性贫血。

●●● 目标检测 ●●●

一、单项选择题

1. 医生建议甲状腺肿大的患者多食海带，是由于海带中含有较丰富的（　　）
   A. 氯元素　　　　　B. 溴元素　　　　　C. 碘元素　　　　　D. 铁元素

2. 可鉴别 NaCl、NaBr、KI、KNO_3 四种溶液的试剂是（　　）
   A. Cl_2　　　　　B. $AgNO_3$　　　　　C. Br_2　　　　　D. KI 淀粉试纸

3. 能使淀粉碘化钾溶液变蓝的是（　　）
   A. 碘化钠　　　　　B. 溴化钠　　　　　C. 氯化钠　　　　　D. 氯水

4. 下列变化属于物理变化的是（　　）
   A. 加热使碘升华　　　　　　　　B. 加热碳酸氢钠放出气体
   C. 氯化钠与硝酸银混合出现沉淀　　D. 钠在水中放出气体

5. 下列物质可用作钡餐的是（　　）
   A. 氯化钡　　　　　B. 硫酸钡　　　　　C. 碳酸钡　　　　　D. 氢氧化钡

6. 硫代硫酸钠俗称（　　）
   A. 小苏打　　　　　B. 苏打　　　　　C. 大苏打　　　　　D. 绿矾

7. 下列酸性最弱的是（　　）
   A. 氢氟酸　　　　　B. 氢氯酸　　　　　C. 氢溴酸　　　　　D. 氢碘酸

8. 天然刚玉的主要成分是（　　）
   A. 二氧化硅　　　　B. 氧化铝　　　　　C. 氯化钠　　　　　D. 碳元素

9. 金属钠应保存于（　　）
   A. 食盐水中　　　　B. 乙醇中　　　　　C. 碘酒中　　　　　D. 煤油中

10. 下列物质可用于紧急供氧的是（　　）
    A. 碘单质　　　　　B. 过氧化钠　　　　C. 碳酸氢钠　　　　D. 氧化铝

二、多项选择题

1. 下列元素属于卤素的是（　　）

A. 氟元素　　　　　B. 钾元素　　　　　C. 碘元素　　　　　D. 硅元素

2. 常温下，能与水发生反应的是（　　　）

　　A. 金属钠　　　　　B. 氟气　　　　　C. 氯气　　　　　D. 过氧化钠

3. 下列物质加热易分解的是（　　　）

　　A. Na_2CO_3　　　　　B. $NaHCO_3$　　　　　C. $HClO$　　　　　D. NH_4Cl

4. 对于碳酸钠与碳酸氢钠的描述，正确的是（　　　）

　　A. 都是强碱弱酸盐　　　　　　　　　B. 水溶液都显碱性

　　C. 都容易分解　　　　　　　　　　　D. 能组成缓冲溶液

5. 下列化学式与物质名称对应正确的是（　　　）

　　A. $MgSO_4$——绿矾　　　　　　　　　B. $Na_2S_2O_3$——大苏打

　　C. KCl——食盐　　　　　　　　　　D. SiO_2——石英

三、思考题

1. 已知三个失去标签的试剂瓶里分别盛着氯化钠、溴化钠和碘化钾溶液，如何用化学方法把它们鉴别开来。

2. 写出下列物质反应的方程式

（1）硝酸银与氯化钠反应

（2）钠在空气中燃烧

（3）碳酸钙沉淀溶液中通入二氧化碳

（4）铝粉溶解于氢氧化钠溶液中

（马　强）

书网融合……

e 微课1　　　e 微课2　　　单元小结　　　自测题

第六单元 有机化合物与烃

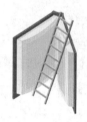

【学习目标】

1. **掌握** 有机化合物的特性和结构特点。
2. **熟悉** 有机化合物、同分异构体和官能团的概念。
3. **了解** 有机化合物在医药中的应用。

案例分析

2008 年 9 月，国内某大型乳制品企业所生产的奶粉添加了三聚氰胺，以提高蛋白质检测数值，造成全国数千名儿童患肾结石的"毒奶粉事件"。此事件一出，各种食品添加剂的安全性也引起专家们的关注，接着媒体又报道了"苏丹红事件"和氢化植物油中的"反式不饱和脂肪酸"等一系列食品安全问题。这些事件的曝光，大大加重了人们对食品安全性的担忧。

问题

1. 上述事件中涉及的物质都是有机物，查阅资料，了解它们属于哪类有机物。吃了含有这些物质的食品对人体有哪些危害？

2. 想一想你所熟悉的有机物有哪些？

第一节 有机化合物及其特性

PPT

自然界物质的种类很多，根据它们的组成、结构和性质等方面的特点，可分为无机化合物和有机化合物两大类。人类对于有机化合物的认识，是在实践中逐渐加深的。最初接触的有机物，如从粮食发酵而获得的酒、醋，从植物中提取得到的染料、香料和药物等都是来自于动植物机体。因此人们将那些从动植物体（有机体）内所获得的物质称为有机化合物，即在一种神秘的"生命力"支配下才能产生的、与无机化合物截然不同的一类物质。19 世纪以前，人们已知的有机物都从动植物等有机体中取得，所以把这类化合物叫做有机物。19 世纪 20 年代，科学家先后用无机物人工合成了尿素、有机酸、油脂和糖等，从而打破有机物只能从有机体中取得的观念。"有机物"一词也就失去了原有的含义。

有机物遍布于人类的物质世界，在人们的衣食住行、医疗卫生、工农业生产、能源、材料、生命科学等领域中起着重要的作用。在本章中，我们主要学习有机物及烃的概念、结构、特性和分类等一些基础知识。

一、有机化合物的概念

目前已确定结构的有机化合物达数百万种，远远超过了无机化合物（约五万种）的数量。数目如此庞大的有机化合物，在组成上主要含有碳和氢，有的还含有氧、氮、硫和卤素等。所以，人们把碳氢化合物及其衍生物称为有机化合物，简称有机物。例如，甲烷（CH_4）是碳氢化合物，而甲醇（CH_3OH）可以看成是甲烷的一个氢原子被原子团—OH取代所生成的化合物，两者都属于有机化合物。但并非所有的含碳化合物都是有机物，少数含碳化合物如：一氧化碳、二氧化碳、碳酸及其盐、金属碳化物等，由于其组成和性质与无机物相似，习惯上仍把它们归为无机物。研究有机化合物的组成、结构、性质、合成方法、应用以及它们相互转化规律的学科称为有机化学。

有机化合物与医学的关系十分紧密。人体组织主要由有机物组成，如生命物质蛋白质、糖类、脂肪、维生素等都属于有机物，人类生命的过程，主要为人体内有机化学反应的结果；绝大多数合成药物和中草药的有效成分，都是有机物，它们的结构和性质决定了应用及疗效。所以学习有机化学基础知识，对学习医学、护理学、药学等科学是非常必要的。

二、有机化合物的结构　🅴 微课1

有机化合物的结构是指分子中各原子之间相互连接的顺序和方式。在有机化合物分子中均含有碳原子，碳原子的特性决定了有机化合物的结构特点。

（一）碳原子的价态

碳原子位于元素周期表中第2周期第ⅣA族，最外层有4个电子，它既不容易失去电子也不容易得到电子，为不活泼的非金属元素。因此，在有机化合物中碳原子易与其他原子共用4对电子达到8电子的稳定结构，表现为4价。我们把原子间通过共用电子对形成的化学键称为共价键，可用短线"—"表示。

例如：甲烷（CH_4）分子中，碳原子最外电子层的4个电子，能与4个氢原子各出一个电子配对成共用电子对，形成4个共价键。如果以"×"表示氢原子的1个电子，以"·"表示碳原子的最外层电子，则甲烷分子的电子式如图6-1所示；如果把电子式中的共用电子对用短线"—"表示，则甲烷分子的结构式如图6-2所示。

图6-1　电子式　　　　　　　　　　　　图6-2　结构式

图6-2不仅表示甲烷分子中元素的种类和原子数目，还表示了分子中原子之间的连接顺序和方式。这种能表示有机化合物分子中原子之间的连接顺序和方式的图式，称为分子结构式，简称结构式。结构式中碳氢单键简化后成为结构简式。例如：

$$H-\overset{\overset{\displaystyle H}{|}}{\underset{\underset{\displaystyle H}{|}}{C}}-\overset{\overset{\displaystyle H}{|}}{\underset{\underset{\displaystyle H}{|}}{C}}-H \qquad\qquad CH_3-CH_3$$

乙烷（结构式）   乙烷（结构简式）

（二）碳原子之间的成键方式

有机化合物中，碳原子的 4 个价电子不仅能与氢原子或其他原子（O、N、S 等）形成共价键，而且碳原子之间也能相互形成共价键。两个碳原子之间共用一对电子形成的共价键称为碳碳单键；两个碳原子之间共用两对电子形成的共价键称为碳碳双键；两个碳原子之间共用三对电子形成的共价键称为碳碳三键。碳原子之间的单键、双键、三键可表示如下：

$$-\overset{|}{C}-\overset{|}{C}- \qquad\qquad >C=C< \qquad\qquad -C\equiv C-$$

单键   双键   叁键

共价键的形成既可以用共用电子对来说明，也可以用电子云的重叠来说明。根据电子云的重叠情况及键的稳定性，可将共价键分为 σ 键和 π 键。σ 键和 π 键的比较见表 6 – 1。

表 6 – 1   σ 键和 π 键的比较

项目	σ 键	π 键
重叠	电子云重叠较多	电子云重叠较少
性质	键能大，稳定，不易极化，成键原子可沿键轴自由旋转	键能小，不够稳定，易极化，成键原子不能沿键轴自由旋转
存在	单键、双键或三键中都有	仅存在于双键或三键中

（三）碳原子之间的连接形式

碳原子之间还能够相互连接形成长短不一的链状和各种不同的环状，这就构成了有机化合物的基本骨架。例如：

这些结构上的特点，是造成有机化合物种类繁多的原因之一。

在表示环状有机物的结构时，常将分子中的碳原子和与碳原子相连的氢原子略去，而用线段的折点或端点来代表碳原子的式子，称为键线式。上述环状结构物质的键线式可表示为：

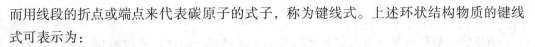

（四）分子模型

为了帮助理解有机化合物分子的立体形象，通常使用分子模型来表示分子的结构。常用的分子模型有两种：一是球棍模型，如图 6 - 3 （a）所示；二是比例模型，如图 6 - 3 （b）所示。

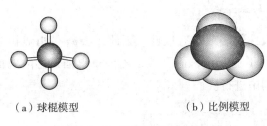

（a）球棍模型　　　　　　　　（b）比例模型

图 6 - 3　甲烷的分子模型

球棍模型是用不同颜色的小球来表示不同的原子，用短棍表示各原子的键。通过球棍模型，分子中各原子的空间排列情况一目了然，但不能准确表示原子的相对大小和距离。

比例模型是根据分子中各原子的大小和键长大小按一定比例放大制成的。这种模型可以比较精确地表示原子的相对大小和距离，但它所表示的价键分布，不如球棍模型清晰。

虽然分子模型能较正确地反映分子真实的形象，但它画起来比较麻烦。因此，在有机化学中，通常采用结构式来表示分子的结构。

（五）有机物的同分异构现象

分子组成相同而结构不同的化合物互称为同分异构体，这种现象称为同分异构现象。这是有机化合物数目繁多的又一原因。例如乙醇和甲醚，分子式都是 C_2H_6O，但是结构不同，因而性质也不同，它们互为同分异构体。

$$CH_3CH_2OH \qquad\qquad CH_3OCH_3$$
乙醇　　　　　　　　甲醚

正因为如此，在表示某种有机物时，通常不能简单地只写分子式，而必须写出其结构式或结构简式。

三、有机化合物的特性

碳原子的特殊结构导致了大多数有机物与无机物相比具有下列特性。

（一）容易燃烧

有机物一般都易燃，而大部分无机物则不能燃烧。因此，通过检验物质是否燃烧可初步区别有机物和无机物。

（二）熔点较低

有机化合物的熔点都较低，一般不超过400℃。例如汽油、煤油常温下为液体，夏季沥青路面会变软等。常温下大多数有机化合物是易挥发的气体、液体或低熔点固体。而无机化合物的熔点一般较高，如氯化钠的熔点是800℃，氧化铝的熔点则高达2050℃。

（三）难溶于水，易溶于有机溶剂

由于有机物分子极性较小或没有极性，因此，根据"相似相溶"原理，通常绝大多数有机化合物难溶或不溶于水，而易溶于乙醇、汽油、乙醚等有机溶剂。因此，有机物反应常在有机溶剂中进行。

（四）稳定性差

有机物稳定性差，常因温度、细菌、空气或光照的影响而分解变质。例如维生素C片剂是白色的，若长时间放置于空气中会被氧化而变质呈黄色，失去药效。此外许多抗生素片剂或针剂，经过一定时间后也会发生变质而失效，就是因为这些药物稳定性差，所以常注明有效期。

（五）反应速度比较慢

有机化合物之间的反应速度较慢，有时需要几小时、几天，甚至更长时间才能完成，所以常采用加热、搅拌、使用催化剂等方法加快反应的进行。

（六）反应产物复杂

多数有机化合物之间的反应，常伴有副反应发生，所以反应产物复杂，常常是混合物。有机化学反应通常用化学反应式表达（反应物和生成物之间用"——→"而非"====="连接），而不用化学反应方程式。

第二节　有机化合物的分类

PPT

有机化合物的数目众多，种类繁杂，为了便于学习和研究，有必要对有机化合物进行科学分类。常用的分类方法有两种：按碳链分类和按官能团分类。

一、按碳链分类

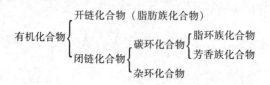

（一）开链化合物

开链化合物是指碳与碳或碳与其他元素原子之间相互连接成开放的链状的有机化合物。由于这类化合物最初是从油脂中得到的，所以又称脂肪族化合物。例如：

$$CH_3-CH_2-OH \qquad\qquad CH_3-CH_2-CH_2-CH_3 \qquad\qquad CH_3-\overset{\displaystyle CH_3}{\underset{\displaystyle CH_3}{C}}-CH_3$$

乙醇　　　　　　　　　　　丁烷　　　　　　　　　　　　新戊烷

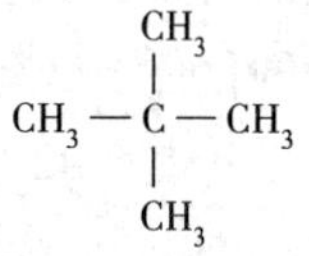

（二）闭链化合物

闭链化合物是指碳与碳或碳与其他元素原子之间连接形成闭合的环状的有机化合物。根据分子中成环的原子种类不同，又分为碳环化合物和杂环化合物。

1. 碳环化合物　是指分子中组成环的原子全部都是碳原子的化合物。根据碳环结构不同，又分为脂环族化合物和芳香族化合物。

（1）**脂环族化合物**　是指与脂肪族化合物（开链化合物）性质相似的碳环化合物。例如：

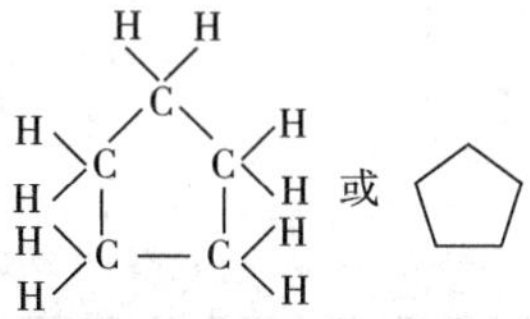

环戊烷 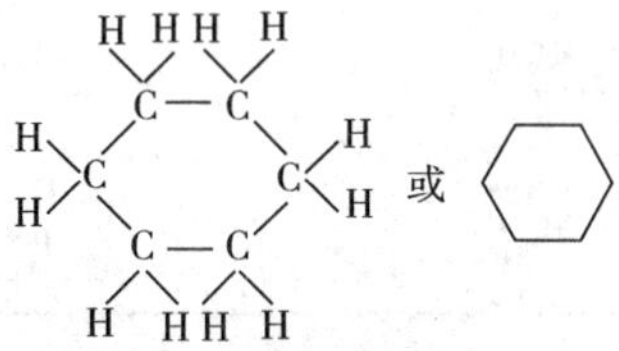　　　　　　　　　　环己烷

（2）**芳香族化合物**　多数是指苯和含有苯环的化合物。例如：

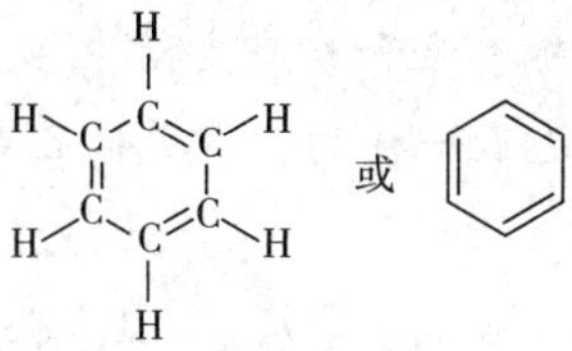

苯 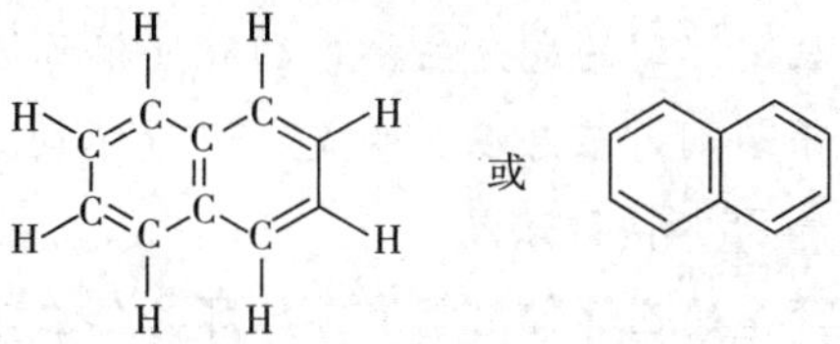　　　　　　　　　　　　萘

2. 杂环化合物　是指组成环的原子除碳原子外，还含有其他元素原子（氧、硫、氮等）的化合物。例如：

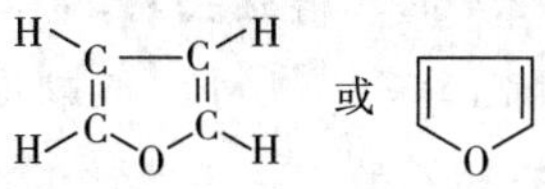

呋喃 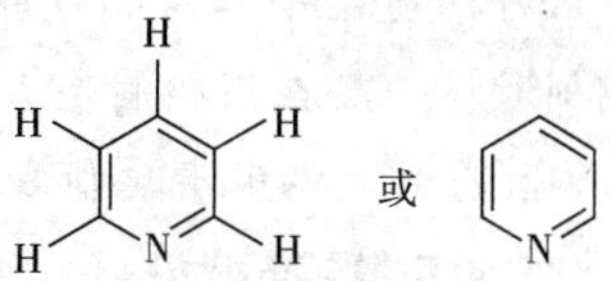　　　　　　　　　　　吡啶

二、按官能团分类

我们把能决定一类有机化合物的化学特性的原子或原子团，称为官能团。官能团是分子中比较活泼而易发生反应的原子或原子团，常决定着化合物的主要化学性质。含有相同官能团的化合物具有相似的化学性质，按分子中所含官能团的不同，可将有机化合物分为若干类。表6-2中列出的是几类比较重要的有机物和它们所含的官能团。

表6-2　部分有机化合物类型及官能团

化合物类型	官能团名称	官能团结构	化合物举例
烯烃	碳碳双键	$\diagdown C = C \diagup$	$CH_2 = CH_2$　乙烯
炔烃	碳碳三键	$-C \equiv C-$	$H-C \equiv C-H$　乙炔
醇和酚	羟基	$-OH$	CH_3-OH　甲醇 C_6H_5-OH　苯酚
醚	醚键	$-O-$	$C_2H_5-O-C_2H_5$　乙醚
醛	醛基	$-\overset{\overset{\displaystyle O}{\|\|}}{C}-H$	$CH_3-\overset{\overset{\displaystyle O}{\|\|}}{C}-H$　乙醛
酮	酮基	$-\overset{\overset{\displaystyle O}{\|\|}}{C}-$	$CH_3-\overset{\overset{\displaystyle O}{\|\|}}{C}-CH_3$　丙酮
羧酸	羧基	$-\overset{\overset{\displaystyle O}{\|\|}}{C}-OH$	$CH_3-\overset{\overset{\displaystyle O}{\|\|}}{C}-OH$　乙酸

⇄ 知识链接

医用乙醇

医用乙醇的成分主要是乙醇（俗称酒精），它在医疗卫生和家庭生活中常用作消毒杀菌剂。值得注意的是，浓度不同的乙醇用途也是不一样的，常见的乙醇有75%和95%两种浓度。

75%的乙醇常用于消毒。那为什么不用浓度更高或纯乙醇来消毒呢？这是因为，过高浓度的乙醇会在细菌表面形成一层保护膜，阻止其渗入细菌体内，难以将细菌彻底杀死。若乙醇浓度过低，虽可渗入细菌内部，但不能将其体内的蛋白质凝固，同样也不能将细菌彻底杀死。另外，乙醇只能杀死细菌，不能杀死芽孢和病毒，所以医疗注射或手术前的皮肤消毒常使用效果更好的碘酒。为了减少碘对皮肤的长期刺激，一般在用碘酒消毒后，用75%的乙醇脱去碘。

95%的乙醇医药上主要用于配制碘酒、消毒乙醇等。此外，低浓度乙醇也各有所用。40%～50%的乙醇可预防压疮，25%～50%的乙醇可用于物理退热。

第三节　烃的概念、分类及应用 📱微课2

PPT

含有碳和氢两种元素的有机化合物称为碳氢化合物，简称烃。烃是最简单的一类有机化合物。烃分子中的氢原子被其他原子或者原子团所取代，衍变成其他各类有机物。因此说，有机物是烃及烃的衍生物。

$$CH_3 - CH_3 \qquad CH_3 - CH_2 - OH \qquad CH_3CH_2OCH_2CH_3 \qquad CH_3CH_2 - \overset{\overset{\textstyle O}{\|}}{C} - H$$

乙烷　　　　　　　　乙醇　　　　　　　　乙醚　　　　　　　　丙醛

烃的种类很多，根据烃分子中碳原子互相连接的方式不同，可以将烃分为开链烃和闭链烃两大类。开链烃简称链烃，其分子结构特征是：碳原子互相连接成开放的链状结构。根据分子中所含碳与碳成键方式的不同，开链烃又可分为饱和链烃和不饱和链烃。饱和链烃（碳与碳成单键）又称烷烃。不饱和链烃（碳与碳成双键或三键）包括烯烃和炔烃。

$$CH_3 - CH_3 \qquad CH_2 = CH_2（烯烃）\qquad H - C \equiv C - H（炔烃）$$

饱和链烃　　　　　　　　　　不饱和链烃

闭链烃又称环烃，其分子结构特征是：分子中的碳原子连接成闭合的环状结构。环烃可分为脂环烃和芳香烃。

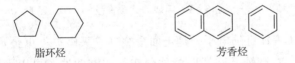

脂环烃　　　　　　　　　　　　　　芳香烃

综上所述，烃可以分为下列几类：

$$烃\begin{cases} 开链烃 \begin{cases} 饱和链烃（烷烃）\\ 不饱和链烃\begin{cases} 烯烃 \\ 炔烃 \end{cases} \end{cases} \\ 闭链烃 \begin{cases} 芳香烃 \\ 脂环烃 \end{cases} \end{cases}$$

烃在实际生活中有着非常广泛的用途。如我们生活中使用的天然气的主要成分就是甲烷，液化气的主要成分是丁烷，汽油是多种烷烃的混合物，它们是常用的燃料和化工原料；烯烃多用于合成各种聚合物，比如塑料、橡胶、纤维、复合材料等；芳香烃是合成多种药物的原料，医药化工中也常用芳香烃作为溶剂。烃是有机化合物的母体，常用来合成其他有机化合物。

第四节　常见的烃

一、饱和链烃

（一）烷烃的结构

烃分子中，碳原子之间都以碳碳单键结合成链状，剩余的价键都被氢原子饱和，这样的烃称为饱和链烃，又称烷烃。

甲烷（CH_4）是最简单的烷烃，它是天然气和沼气的主要成分。科学实验证明，甲烷的空间结构是正四面体，如图 6-4 所示。碳原子位于正四面体的中心，和碳原子相连的 4 个氢原子分别位于正四面体的 4 个顶点上，4 个 C—H 键之间的键角为 109°28′。其他烷烃的结构特点与甲烷相似，由于碳原子上所连的四个原子或原子团有所不同，键角稍有变化但仍接近 109°28′，分子中碳原子之间相连接成锯齿状。如甲烷与正戊烷的分子模型如图 6-5，图 6-6 所示。

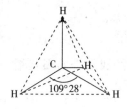

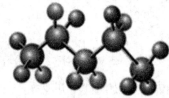

图 6-4　甲烷正四面体　　　图 6-5　甲烷的分子模型　　　图 6-6　正戊烷的分子模型

甲烷分子中的 C—H 键的电子云是正面重叠（"头碰头"重叠）而成，形成 σ 键。σ 键的特点是电子云对键轴呈圆柱形对称分布，成键两原子可以围绕键轴相对旋转而不影响电子云的分布和改变键的强度。所以，σ 键是一种比较稳定的共价键。

在有机化合物里，有一系列结构和性质与甲烷很相似的烃，如乙烷、丙烷、丁烷等。这些烷烃随碳原子数目的增加，分子中氢原子的数目也相应增加，见表 6-3。

表 6-3　某些烷烃的结构简式与分子式

碳原子数	名称	结构简式	分子式
1	甲烷	CH_4	CH_4
2	乙烷	CH_3CH_3	C_2H_6
3	丙烷	$CH_3CH_2CH_3$	C_3H_8
4	丁烷	$CH_3CH_2CH_2CH_3$	C_4H_{10}
……	……	……	……

从上述表格可看出：

（1）任何 1 个烷烃分子中，碳原子与氢原子在数量上存在着一定的关系，可用 C_nH_{2n+2}（n 为自然数，表示碳原子的个数）来表示烷烃的组成。此式称为烷烃的通式。

（2）相邻的 2 个烷烃，在组成上都相差 1 个 CH_2，这些具有同一通式，组成上相差 CH_2 或其倍数的一系列化合物称同系列。同系列中的各个化合物，互称为同系物。同系物结构相似，化学性质相近，物理性质也呈现规律性的变化。

（二）烷烃的命名

1. 碳原子的种类　从前面列举的烷烃的结构式可以看出，碳原子在分子中所处的位置不完全相同，有的处于链端，有的处在中间。例如：

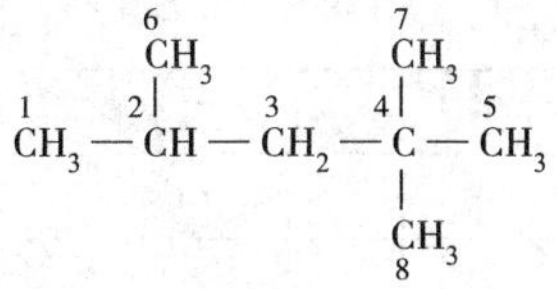

$$\overset{6}{CH_3} \qquad \overset{7}{CH_3}$$
$$\overset{1}{CH_3}-\overset{2}{CH}-\overset{3}{CH_2}-\overset{4}{C}-\overset{5}{CH_3}$$
$$\underset{8}{CH_3}$$

按照碳原子上所连的碳原子数目的不同，可将碳原子分为以下四类：

伯碳原子（1°）：只与一个碳原子直接相连的碳原子。如上述结构中的 C_1、C_5、C_6、C_7、C_8。

仲碳原子（2°）：与两个碳原子直接相连的碳原子。如上述结构的 C_3。

叔碳原子（3°）：与三个碳原子直接相连的碳原子。如上述结构的 C_2。

季碳原子（4°）：与四个碳原子直接相连的碳原子。如上述结构的 C_4。

根据氢原子所连的碳原子的类型，可以把氢原子分成伯氢原子、仲氢原子和叔氢原子，无季氢原子。

2. 烷烃的命名　有机化合物的种类繁多，数目庞大，又有许多复杂的结构，为了识别它们，需要有一个合理的命名方法，来为它们命名。有机化合物的命名，必须反映出分子的元素组成和所含元素的原子数目，而且还要反映出分子的结构。

烷烃常用的命名法，一般采用普通命名法和系统命名法。

（1）普通命名法　适用于结构比较简单的烷烃。其基本原则如下：

首先，根据分子中碳原子数目称为"某烷"，碳原子数为 10 个及 10 个以内的依次用天干（甲、乙、丙、丁、戊、己、庚、辛、壬、癸）表示；碳原子数为 10 个以上的则用中文数字如十一、十二等表示。

例如：CH_4 甲烷，C_2H_6 乙烷，$C_{10}H_{22}$ 癸烷，$C_{11}H_{24}$ 十一烷，$C_{21}H_{44}$ 二十一烷等。

其次，用"正""异""新"区别同分异构体。把直链（不含支链）的烷烃称"正"某烷；把碳链一端第二位上带有一个甲基（$CH_3—$），此外无其他支链的叫"异"某烷；把碳链一端第二位上带有两个甲基（$CH_3—$），此外无其他支链的叫"新"某烷。如：

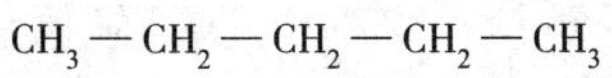

$$CH_3-CH_2-CH_2-CH_2-CH_3$$

$$CH_3-\overset{\displaystyle CH_3}{\underset{\displaystyle |}{CH}}-CH_2-CH_3$$

$$CH_3-\overset{\displaystyle CH_3}{\underset{\displaystyle \underset{\displaystyle CH_3}{|}}{\overset{|}{C}}}-CH_3$$

正戊烷 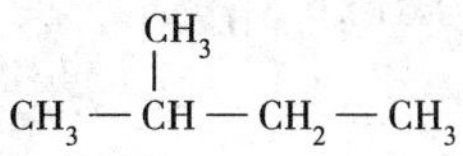　　　　　　　　　异戊烷 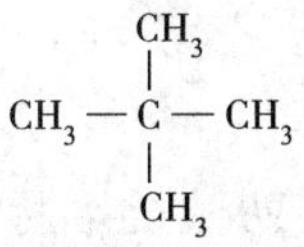　　　　　　　　新戊烷

（2）**系统命名法** 适用于所有的有机化合物，但实际上一般多用于命名较复杂的烷烃。

在系统命名法中，烷烃分子中去掉一个氢原子所剩下的基团，称为烷基，通常用"R—"表示。它的组成通式是"$—C_nH_{2n+1}$"。烷基的命名根据烷烃而定。多于两个碳原子的烷烃，由于断键的位置不同，有可能产生出多个不同的烷基。常见的烷基见表6-4。

表6-4 常见的烷基及其结构简式

烷烃	分子式	烷基名称	结构简式
甲烷	CH_4	甲基	$CH_3—$
乙烷	CH_3CH_3	乙基	$CH_3CH_2—$
丙烷	$CH_3CH_2CH_3$	正丙基	$CH_3CH_2CH_2—$
		异丙基	$CH_3\overset{\vert}{C}HCH_3$

烷烃的系统命名法规则如下：

第一步，选主链 选择最长的碳链为主链，根据主链上碳原子个数称为"某烷"。主链以外的支链作为取代基。

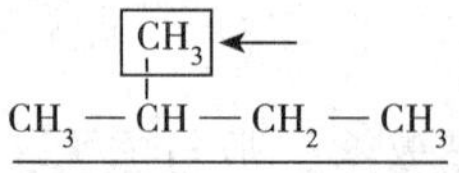

$$\boxed{CH_3} \leftarrow \quad \text{支链：甲基}$$
$$\underline{CH_3 — CH — CH_2 — CH_3} \quad \text{主链：丁烷}$$

第二步，编号位 从最靠近取代基（支链）的一端开始，用阿拉伯数字给主链的碳原子编号，以确定取代基的位次。如果主链上有多个取代基，应根据取代基位次之和最小的原则进行编号。取代基的位次与名称之间用短线隔开，写在"某烷"之前。例如：

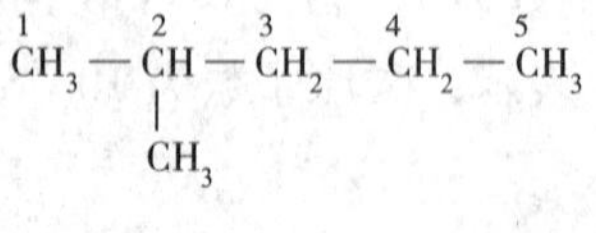

$$\overset{1}{CH_3} — \overset{2}{CH} — \overset{3}{CH_2} — \overset{4}{CH_2} — \overset{5}{CH_3} \quad \text{2-甲基戊烷}$$ 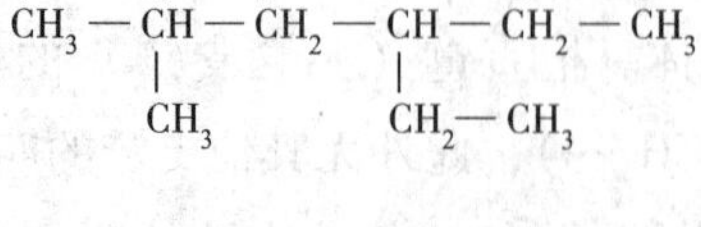
$$\vert$$
$$CH_3$$

$$\overset{1}{CH_3} — \overset{2}{CH} — \overset{3}{CH_2} — \overset{4}{CH} — \overset{5}{CH_2} — \overset{6}{CH_3} \quad \text{2-甲基-4-乙基己烷}$$
$$\vert \qquad\qquad \vert$$
$$CH_3 \qquad CH_2—CH_3$$

错误的编号：$\overset{1}{CH_3} — \overset{2}{CH} — \overset{3}{CH_2} — \overset{4}{\underset{\vert}{\overset{CH_3}{C}}} — \overset{5}{CH_3}$ 　　正确的编号：$\overset{5}{CH_3} — \overset{4}{CH} — \overset{3}{CH_2} — \overset{2}{\underset{\vert}{\overset{CH_3}{C}}} — \overset{1}{CH_3}$

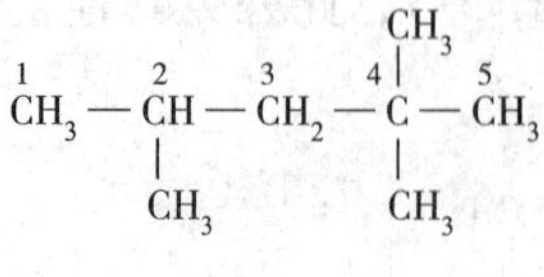

$$\vert \qquad\qquad \vert \qquad\qquad\qquad\qquad\qquad \vert \qquad\qquad \vert$$
$$CH_3 \qquad CH_3 \qquad\qquad\qquad\qquad\qquad CH_3 \qquad CH_3$$

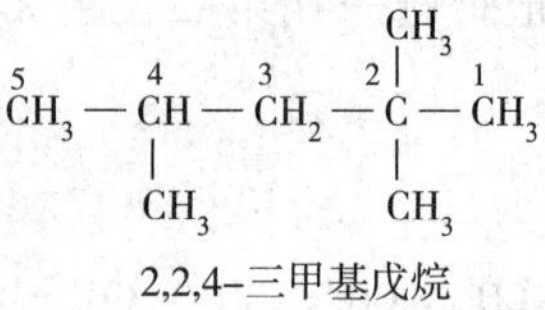

2,2,4-三甲基戊烷

第三步，定名称 将取代基的位次、数目、名称依次写在"某烷"之前。若主链上连有相同的取代基，将取代基合并，位次之间用"，"隔开，用二、三等中文数字表示取代基的数目。若取代基不同，简单的写在前面，复杂的写在后面，两个取代基之间以短线隔开。例如：

$$CH_3-\overset{2}{CH}-\overset{3}{CH_2}-\overset{4}{CH_2}-\overset{5}{CH_3}$$
$$\underset{\underset{CH_3}{|}}{} \quad \underset{\underset{CH_3}{|}}{}$$

2,3-二甲基戊烷

$$\overset{6}{CH_3}-\overset{5}{CH_2}-\overset{4}{CH}-\overset{3}{C}-\overset{2}{CH_2}-\overset{1}{CH_3}$$

3,3-二甲基-4-乙基己烷

烷烃的命名法，是其他有机化合物命名的基础，我们应当很好地学习和掌握它。

（三）烷烃的性质

1. 物理性质　有机物的物理性质一般是指存在状态、颜色、气味、沸点、熔点、密度、溶解度、折光率和比旋光度等。烷烃的同系物的物理性质通常随碳原子数的增加而呈规律性的变化（表6-5）。

表6-5　直链烷烃的物理常数

名称	结构式	熔点（℃）	沸点（℃）	相对密度	状态
甲烷	CH_4	-182.5	-161.4	0.424	气体
乙烷	CH_3CH_3	-182.7	-88.6	0.5462	气体
丙烷	$CH_3CH_2CH_3$	-187.1	-42.2	0.5824	气体
丁烷	$CH_3(CH_2)_2CH_3$	-138.3	-0.5	0.5788	气体
戊烷	$CH_3(CH_2)_3CH_3$	-129.7	36.1	0.6263	液体
己烷	$CH_3(CH_2)_4CH_3$	-95.3	68.7	0.6594	液体
庚烷	$CH_3(CH_2)_5CH_3$	-90.6	98.4	0.6837	液体
辛烷	$CH_3(CH_2)_6CH_3$	-56.8	125.6	0.7028	液体
壬烷	$CH_3(CH_2)_7CH_3$	-53.7	150.7	0.7179	液体
癸烷	$CH_3(CH_2)_8CH_3$	-29.7	174.0	0.7299	液体
十一烷	$CH_3(CH_2)_9CH_3$	-25.6	195.8	0.7403	液体
十二烷	$CH_3(CH_2)_{10}CH_3$	-9.6	216.2	0.7483	液体
十三烷	$CH_3(CH_2)_{11}CH_3$	-6.5	234.0	0.7568	液体
十四烷	$CH_3(CH_2)_{12}CH_3$	5.5	252.5	0.7636	液体
十五烷	$CH_3(CH_2)_{13}CH_3$	10.0	270.5	0.7688	液体
十六烷	$CH_3(CH_2)_{14}CH_3$	18.1	286.5	0.7733	液体
十七烷	$CH_3(CH_2)_{15}CH_3$	22.0	303	0.7767	固体
十八烷	$CH_3(CH_2)_{16}CH_3$	28.0	317	0.7768	固体
十九烷	$CH_3(CH_2)_{17}CH_3$	32.0	330	0.7776	固体

由表6-5，可以将烷烃的主要物理性质归纳如下：

在室温（20℃）和常压（1个大气压）下，从甲烷到丁烷均为气体，含有五至十六个碳原子的直链烷烃是液体，十七个碳原子以上的是固体。

烷烃的熔点、沸点都随着分子量的增加而升高。如果分子量相同，则直链烷烃沸点最高，带支链的沸点下降，而且支链越多，沸点越低。

相对密度随着碳原子数的增加而增大，但总是小于1。

烷烃不溶于水而溶于有机溶剂中，有些烷烃（如汽油）还被用作有机溶剂。烷烃溶解度的特性，符合"结构相似的化合物彼此相溶"这一经验规律。

2. 化学性质 由于烷烃分子中的 C—C 键和 C—H 键都很稳定，所以在一般情况下，烷烃具有极大的化学稳定性，与强酸、强碱及常见的氧化剂、还原剂都不易发生化学反应。但在一定条件下，例如在高温或有催化剂存在时，烷烃也能发生若干反应。这些反应在石油化工上有着广泛的应用。

（1）氧化反应 烷烃能在空气中燃烧生成二氧化碳和水，并放出大量的热。人们把烷烃的这一性质用于生产和生活，如：取暖、烹饪、驱动发动机等。甲烷是一种优良的气体燃料，燃烧时发出淡蓝色的火焰，同时产生大量的热量。

$$CH_4 + 2O_2 \xrightarrow{\text{点燃}} CO_2 + 2H_2O + 878.6kJ/mol$$

空气中的甲烷含量在体积分数为 $0.05 \sim 0.154$ 时，遇火立即发生爆炸，所以煤矿矿井必须采取通风、严禁烟火等安全措施，以防瓦斯爆炸事故的发生。使用家用天然气或液化石油气时，也应注意安全、严防燃气的泄露。

⇄ 知识链接

煤矿瓦斯

煤矿瓦斯主要成分是烷烃，其中甲烷占绝大多数，另有少量的乙烷、丙烷和丁烷，此外一般还含有硫化氢、二氧化碳、氮气和水蒸气以及微量的惰性气体如氦和氩等。腐殖型的有机物，被细菌分解，可生成瓦斯；其后随着沉积物埋藏深度增加，在漫长的地质年代中，由于煤层经受高温高压的作用，进入煤的碳化变质阶段，煤中挥发成分减少，固定碳增加，又生成大量瓦斯，保存在煤层或岩层的孔隙和裂隙内。

瓦斯爆炸就其本质来说，是一定浓度的甲烷和空气中的氧气在一定温度作用下产生的激烈氧化反应。而且当瓦斯在空气中的浓度超过55%时，能使人很快窒息死亡，煤矿瓦斯是煤矿生产中的主要危害因素。防止瓦斯集聚的基本方法是以足够的风量将瓦斯冲淡，排出。当瓦斯涌出量很大时，还须用专门措施控制瓦斯的涌出，最有效而广泛使用的方法是用管道将瓦斯抽到地面加以利用。

（2）取代反应 有机化合物分子中的原子或原子团，被其他原子或原子团代替而生成另一种化合物的反应，称为取代反应。

烷烃在光照、高温或催化剂的作用下，可与卤素发生反应。烷烃分子中的氢原子容易被卤素原子所取代，生成卤代烷烃。例如甲烷和氯气在日光照射下，能剧烈反应，甲烷分子中的氢原子逐步被氯原子所取代。

$$CH_4 + Cl_2 \xrightarrow{\text{光照}} CH_3Cl + HCl$$
一氯甲烷

$$CH_3Cl + Cl_2 \xrightarrow{\text{光照}} CH_2Cl_2 + HCl$$
二氯甲烷

$$CH_2Cl_2 + Cl_2 \xrightarrow{\text{光照}} CHCl_3 + HCl$$
三氯甲烷（氯仿）

$$CHCl_3 + Cl_2 \xrightarrow{\text{光照}} CCl_4 + HCl$$
四氯甲烷（四氯化碳）

二、不饱和链烃

在链状烃中，有一类化合物，它们的碳原子之间存在双键或三键，氢原子数比相应的烷烃少，这类化合物称为不饱和烃。按照不饱和烃分子结构的不同，又分为烯烃、二烯烃和炔烃。

（一）烯烃的结构和命名

1. 烯烃的结构　分子中含有碳碳双键（$\text{C}=\text{C}$）的不饱和链烃称为烯烃。由于烯烃分子中双键的存在，使得烯烃分子中含有的氢原子数，比相同碳原子数的烷烃分子中所含氢原子数少 2 个，所以烯烃的通式是 C_nH_{2n}，碳碳双键是烯烃的官能团。

最简单的烯烃是乙烯，其结构简式为 $CH_2=CH_2$，空间结构是平面结构。乙烯分子中含有一个碳碳双键，碳碳双键并不是两个碳碳单键的简单相加，而是由一个 σ 键（比较稳定）和 π 键组成的。π 键是电子云以"肩并肩"的方式重叠而成。π 键的特点是不牢固，容易断裂。乙烯分子的结构如图 6-7 所示。

球棍模型　　　　　　　比例模型

图 6-7　乙烯的分子模型

含有四个碳原子以上的烯烃都存在同分异构体。由于双键的出现，碳原子个数相同的烯烃，异构体的数目比相应的烷烃要多。因为烷烃的同分异构现象只是由于碳链的不同而引起的（碳链异构），而烯烃除了碳链不同能引起异构外，双键位置的不同（官能团的位置异构），也能产生同分异构现象。如丁烷只有两种同分异构体，而分子式为 C_4H_8 的丁烯则有三种异构体（不包括顺反异构）。

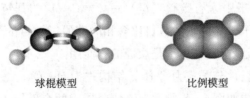

1-丁烯　　　　　　　　2-丁烯　　　　　　　　2-甲基-1-丙烯

2. 烯烃的命名 烯烃的命名与烷烃的命名相似，不同的是把"某烷"改成"某烯"且要指出双键在主链上的位置。

（1）选主链 选择含有碳碳双键且碳原子数目最多的碳链作为主链，根据主链上碳原子的个数称为"某烯"，并把双键位置用阿拉伯数字标在烯烃名称的前面，用"－"隔开。

（2）编号位 从靠近双键的一端开始给主链上的碳原子编号。若双键恰好在主链的中间，则编号从靠近取代基的一端开始。

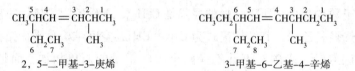

（3）定名称 把支链作为取代基，将其位置、数目和名称依次写在"某烯"之前。取代基相同要合并写出，取代基不同则把小基团写在大基团的前面。例如：

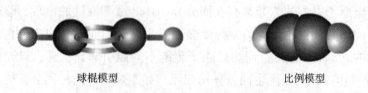

$$CH_3\overset{5}{C}H\overset{4}{C}H=\overset{3}{C}H\overset{2}{C}H\overset{1}{C}H_3 \qquad CH_3CH_2\overset{6}{C}H\overset{5}{C}H=\overset{4}{C}H\overset{3}{C}H\overset{2}{C}H_2\overset{1}{C}H_3$$

2，5-二甲基-3-庚烯　　　　　3-甲基-6-乙基-4-辛烯

（二）炔烃的结构和命名

1. 炔烃的结构 分子中含有碳碳三键（—C≡C—）的开链烃称为炔烃。由于碳碳三键的存在，炔烃分子里氢原子的数目比含相同碳原子数目的烯烃分子还要少2个，所以炔烃的通式是 C_nH_{2n-2}，碳碳三键是炔烃的官能团。

乙炔是最简单的炔烃，分子式为 C_2H_2，结构式为 H—C≡C—H。经测定，乙炔的空间结构为直线型，结构如图6-8所示。乙炔分子中两个碳原子以三键相连，但碳碳三键并不是三个等同的碳碳键，而是由一个σ键和两个π键组成的。

球棍模型　　　　　　　　　比例模型

图6-8 乙炔的分子模型

2. 炔烃的命名 炔烃的命名和烯烃相似，即选择含有三键且碳原子数目最多的碳链为主链，从靠近三键一端开始编号，将支链的位次、数目和名称写在主链名称的前面，将"烯"改为"炔"字即可。例如：

$$\overset{3}{C}H_3\overset{2}{C}\equiv\overset{1}{C}H \qquad \overset{5}{C}H_3\overset{4}{C}H_2\overset{3}{C}\equiv\overset{2}{C}\overset{1}{C}H_3 \qquad \overset{3}{C}H_3\overset{2}{C}\equiv\overset{3}{C}\overset{4}{C}H\overset{5}{C}H_3$$
$$\underset{CH_3}{|}$$

丙炔（1–丙炔）　　　　　2–戊炔　　　　　4–甲基–2–戊炔

（三）不饱和链烃的化学性质

由于烯烃中的碳碳双键和炔烃中的碳碳三键中含有不稳定、易断开的 π 键，所以烯烃与炔烃化学性质相似，都能发生一些化学反应。本节主要介绍加成、氧化和聚合反应。

1. 加成反应　在有机化合物分子中，双键或三键中的 π 键断裂，试剂中的两个原子或原子团分别加到双键两个碳原子上的反应称为加成反应。烯烃和炔烃的主要化学反应是加成反应。常见的加成反应有加氢、加卤素以及加卤化氢。烯烃加成反应可用下式表示：

$$-\overset{|}{C}=\overset{|}{C}- \ + \ X-Y \longrightarrow -\overset{|}{\underset{X}{C}}-\overset{|}{\underset{Y}{C}}-$$

炔烃的三键中有 2 个 π 键，加成反应一般分两步：先断开一个 π 键，生成烯烃，再断开另一个 π 键，生成烷烃。炔烃的加成反应可用下式表示：

$$-C\equiv C- \ + \ X-Y \longrightarrow -\overset{|}{\underset{X}{C}}=\overset{|}{\underset{Y}{C}}- \longrightarrow -\overset{X}{\underset{X}{\overset{|}{C}}}-\overset{Y}{\underset{Y}{\overset{|}{C}}}-$$

X—Y 代表试剂，X 和 Y 可以相同，也可以不同。

（1）**催化加氢**　烯烃、炔烃与氢气发生加成反应，生成相应的烷烃。烯烃、炔烃的加氢反应，是在催化剂（铂、镍、钯等）的作用下进行的，通常称为催化加氢。生成相应的烷烃。

$$CH_2=CH_2 + H_2 \xrightarrow{Pt或Ni} CH_3-CH_3$$

$$CH\equiv CH \xrightarrow[H_2]{Pt} CH_2=CH_2 \xrightarrow[H_2]{Pt} CH_3-CH_3$$

（2）**加卤素**　烯烃易与卤素（氯、溴）发生加成反应，生成邻二卤代烷。

$$CH_2=CH_2 + Br_2 \longrightarrow \overset{|}{\underset{Br}{C}}H_2-\overset{|}{\underset{Br}{C}}H_2$$

1,2–二溴乙烷

炔烃也能与氯或溴加成，先生成二卤代烯烃，再进一步加成生成四卤代烷。烯烃与炔烃相似，能使溴水或溴的四氯化碳溶液红棕色褪去，常用此法鉴别烯烃或炔烃。

$$HC\equiv CH_3 \xrightarrow{Br_2} \underset{Br}{\overset{}{CH}}=\underset{Br}{\overset{}{CH}} \xrightarrow{Br_2} \underset{Br}{\overset{Br}{CH}}-\underset{Br}{\overset{Br}{CH}}$$

1,2-二溴乙烯　　　　1,1,2,2-四溴乙烷

（3）加卤化氢　烯烃、炔烃与卤化氢（HI，HBr，HCl）加成生成卤代烷，加成产物符合马氏规则。即当不对称烯烃和不对称试剂（如 HX，H_2O 等）发生加成反应时，氢原子加到含氢较多的双键碳原子上，其他原子或原子团加到含氢较少的双键碳原子上。将这一规则称为马尔科夫尼科夫规则，简称马氏规则。如丙烯与氯化氢发生加成反应时，产物为2-氯丙烷，而不是1-氯丙烷。

$$CH_2=CH-CH_3 + HCl \longrightarrow \underset{Cl}{\overset{}{CH}}-CH-CH_3$$

2-氯丙烷

2. 氧化反应　不饱和链烃（烯烃、炔烃）很容易被氧化，主要发生在 π 键上，使 π 键断裂。常用的氧化剂是高锰酸钾，在反应中，高锰酸钾的紫色消失。因此，可用此反应来检验碳碳不饱和键（双键、三键）的存在。

3. 聚合反应　在一定条件下，烯烃能以双键加成的方式互相结合，生成分子量较高的化合物的反应称为聚合反应，生成的产物是聚合物。

$$nCH_2=CH_2 \xrightarrow[O_2]{200℃，200MPa} \left[CH_2-CH_2\right]_n$$

聚乙烯是白色或淡黄色的固体物质，具有柔曲性、热塑性和弹性，是塑料中的一种。聚乙烯塑料可制作日常生活器皿、塑料袋、人工髋关节髋臼、医用导管、输液容器、整形材料和包装材料等。

⇄ 知识链接

适用于食品包装的塑料

常见的适合于食品包的塑料是以乙烯或丙烯为单体经聚合而形成的高分子化合物，称为聚乙烯或聚丙烯塑料。聚乙烯塑料可分为高压聚乙烯（低密度聚乙烯，LDPE）和低压聚乙烯（高密度聚乙烯，HDPE）。高压聚乙烯主要用于食品塑料袋、保鲜膜等，低压聚乙烯主要用于制造食品塑料容器、管线、砧板等。聚丙烯塑料薄膜的强度和透明度较高，主要用于制造食品塑料袋，也可加工成既耐低温又耐高温的食品容器，如保鲜盒和供微波炉使用的容器等。

由于聚乙烯和聚丙烯的化学稳定性较高，生物学活性较低，经检测也未见明显毒性作用，所以聚乙烯和聚丙烯是较为安全的食品包装材料。但低分子聚乙烯易溶于油脂，故聚乙烯容器不宜长期盛放食用油，以免油脂变味。

　　而由聚乙烯制成的塑料袋是不能用来包装食品的。因为单体氯乙烯有毒，而且在制作这种塑料袋时经常加入大量的增塑剂也是对人体健康不利的。我们应尽量少用或不用一次性塑料薄膜袋，为保护人类的生存环境尽一份力。

三、闭链烃

　　分子中含由碳原子组成环状结构的烃称为闭链烃，简称环烃。闭链烃又分为脂环烃和芳香烃两大类。

（一）芳香烃的结构和命名

　　分子中含有一个或多个苯环结构的烃称为芳香烃。"芳香"二字的来源最初是指一类从植物胶里取得的具有芳香气味的物质，但目前已知的芳香族化合物中，大多数是没有香味的。因此，"芳香"二字已经失去了原有的意义，只是由于习惯而沿用至今。苯是最简单的芳香烃。

　　1. 苯的结构　苯的分子式是 C_6H_6。从其分子组成看，苯分子中碳原子和氢原子的比例与乙炔相同，均为 $1：1$，应属于不饱和烃。根据研究，认为苯是环状结构式，如图 6-9 所示。

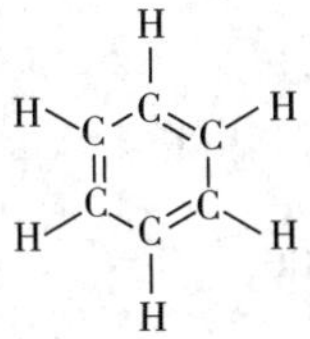

结构式 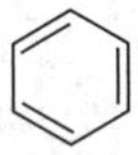　　　　　　　　结构简式

图 6-9　苯分子的结构

⇄ 知识链接

凯库勒与苯结构的发现

　　苯的结构曾经是有机化学界的一大难题。德国化学家凯库勒也对此百思不得其解。1864 年冬季的一天，凯库勒坐在炉火边编写教科书，困顿至极，昏昏欲睡。在半梦半醒之间，他看到碳链似乎活了起来，变成一条蛇，在他眼前不断翻腾，突然咬住自己的尾巴，形成了一个环……凯库勒猛然惊醒，受到梦的启发，提出了苯的环状结构学说。凯库勒的成功并不是偶然的。是由于他善于独立思考，勤于追求、探索，对一个难题总是苦思冥想，善于捕捉直觉形象。

　　2. 苯的同系物及命名　苯分子中的氢原子被烷基取代形成的化合物称为苯的同系

物。苯及苯的同系物分子通式为 C_nH_{2n-6}（$n \geqslant 6$）。苯的同系物有一元取代苯、二元取代苯、三元取代苯等。用系统命名法命名时，其原则如下。

当苯环上只有一个取代基时，以苯环为母体，烷基作为取代基，称为"某苯"。例如：

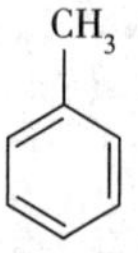

甲苯 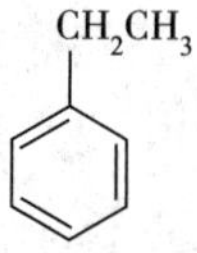　　　　　　　　乙苯 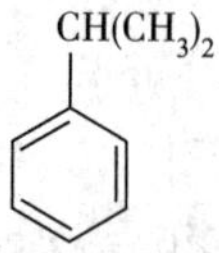　　　　　　　　异丙苯

苯环上有两个相同取代基时，根据取代基的相对位置，在前面加"邻、间、对"等字或用编号表示。例如：

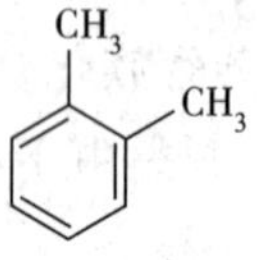

邻二甲苯　　　　　　　间二甲苯　　　　　　　对二甲苯
（1,2-二甲苯）　　　　（1,3-二甲苯）　　　　（1,4-二甲苯）

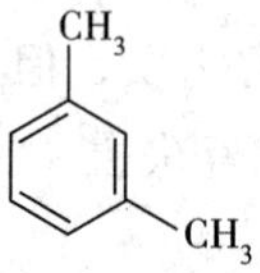

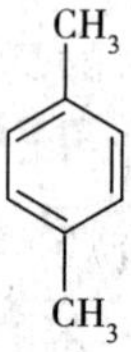

苯环上有三个相同取代基时，必须根据最小数目原则，用数字标明取代基的位置，或在前面加"连、偏、均"等字表示。例如：

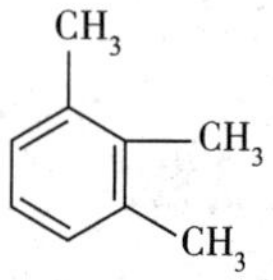

连三甲苯　　　　　　　偏三甲苯　　　　　　　均三甲苯
（1,2,3-三甲苯）　　　（1,2,4-三甲苯）　　　（1,3,5-三甲苯）

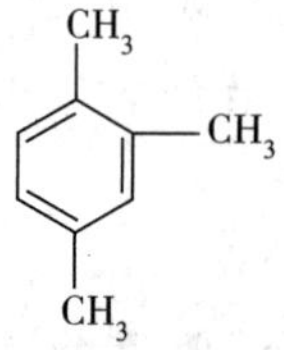

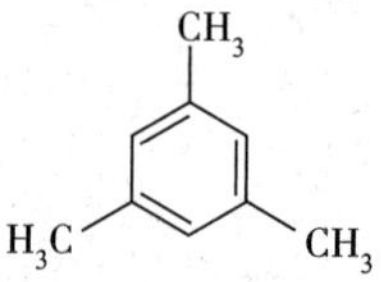

芳香烃分子中去掉一个氢原子剩下的原子团称为芳烃基，常用 Ar— 表示。

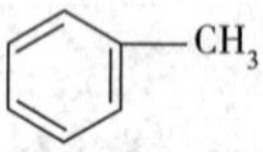

苯基（C_6H_5—） 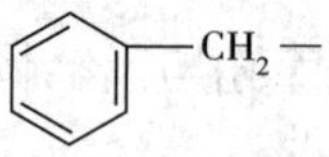　　苯甲基或苄基（$C_6H_5CH_2$—） 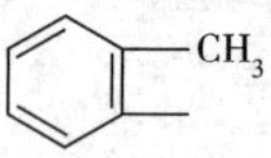　　邻甲苯基

3. 稠环芳香烃　由两个或两个以上的苯环，通过共用相邻的两个碳原子相互稠合而成的多环芳香烃称为稠环芳香烃。常见的稠环芳香烃有萘、蒽、菲等。

（1）萘　煤焦油中含量最高的有机物就是萘，分子式为 $C_{10}H_8$。是由两个苯环共用两个碳原子稠合而成的。萘为白色片状晶体，熔点 80.5℃，沸点 218℃，不溶于水，而易溶于乙醇、乙醚等有机溶剂中，易升华，具有特殊气味。萘蒸气或粉尘对人体有害。

（2）蒽和菲　蒽和菲的分子式都是 $C_{14}H_{10}$，两者互为同分异构体。它们在结构上都同萘相似。蒽为无色片状晶体，熔点 216℃，沸点 340℃，是制造染料的重要原料；

菲为具有光泽的无色晶体，熔点101℃，沸点340℃，用于制造染料和药物。

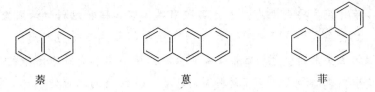

萘　　　　　　　　蒽　　　　　　　　菲

由一个完全氢化的菲与环戊烷稠合的化合物叫做环戊烷多氢菲。它本身不存在于自然界中，但其衍生物广泛存在于动植物体内，而且具有重要的生理功能，如胆甾醇、胆酸、性激素、维生素 D 等。

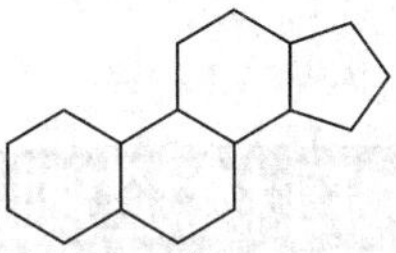

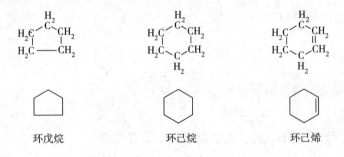

环戊烷多氢菲

（二）脂环烃的结构和命名

脂环烃分为饱和脂环烃和不饱和脂环烃。饱和脂环烃称为环烷烃，碳原子之间全部以碳碳单键相连；不饱和脂环烃又分为环烯烃（含碳碳双键）和环炔烃（含碳碳三键）。环烷烃中只有一个碳环的称为单环烷烃，其通式为 C_nH_{2n}。最常见的环烷烃是五元碳环和六元碳环。脂环烃的命名与链烃相似，只是在相应链烃名称前加上"环"字。方便起见，脂环烃的结构常用简化后的键线式表示。例如：

环戊烷　　　　　　　环己烷　　　　　　　环己烯

知识链接

多环芳烃与人体健康

多环芳烃化合物是一类具有较强致癌作用的环境和食品污染物，主要是煤、石油、木材、烟草、有机高分子化合物等有机物不完全燃烧时产生的挥发性碳氢化合物。多环芳烃广泛分布于环境中，任何有有机物加工、废弃、燃烧或使用的地方都有可能产生。多环芳烃对人体的主要危害部位是呼吸道和皮肤。人们长期处于多环芳烃污染的环境中，可引起急性或慢性伤害。常见症状有日光性皮炎、痤疮型皮炎、毛囊炎及疣状生物等。

目前已鉴定出数百种多环芳烃类致癌物，其中苯并芘是典型代表。食品中的多环芳烃和苯并芘主要来源有：①食品在用煤、碳和植物燃料烘烤或熏制时直接受到污染；②食品成分在高温烹调加工时发生热解或热聚反应所形成，这是食品中多环芳烃的主要来源；③植物性食品可吸收土壤、水和大气中污染的多环芳烃；④食品加工中受机油和食品包装材料等的污染；⑤污染的水可使水产品受到污染；⑥植物和微生物可合成微量多环芳烃。因此，我们应尽可能少吃用明火熏烤的食品，如熏肉、熏肠、烤羊肉串等。另外，煎鱼烧肉时若焦糊后也会产生强烈的致癌物，所以要慎用。

目标检测

一、单项选择题

1. 下列物质中，属于有机物的是（　　　）

   A. CO_2 　　　　B. $CaCO_3$ 　　　　C. CH_4 　　　　D. H_2CO_3

2. 下列不属于碳碳原子结合方式的是（　　　）

   A. 单键 　　　　B. 双键 　　　　C. 三键 　　　　D. 四键

3. 下列有机物中，属于开链化合物的是（　　　）

   A. $CH_3CH_2CH = CH_2$ 　　　　　　B.

   C. 　　　　　　　　　　　　　　D.

4. 不能使高锰酸钾溶液褪色的是（　　　）

   A. 乙炔 　　　　B. 甲烷 　　　　C. 乙烯 　　　　D. 1,3-丁二烯

5. 分子中同时含有伯、仲、叔、季碳原子的有机物是（　　　）

   A. 正丁烷 　　　　　　　　　　B. 异丁烷

   C. 新戊烷 　　　　　　　　　　D. 2,2,4-三甲基戊烷

6. 下列物质中，不能使溴水和高锰酸钾酸性溶液褪色的是（　　　）

   A. C_2H_4 　　　　B. C_3H_6 　　　　C. C_5H_{12} 　　　　D. C_4H_6

7. 下列关于烷烃和烯烃的说法中，不正确的是（　　　）

   A. 它们所含元素的种类相同，但通式不同

   B. 均能与氯气发生反应

   C. 烯烃分子中的碳原子数≥2，烷烃分子中的碳原子数≥1

   D. 含碳原子数相同的烯烃和烷烃互为同分异构体

8. 下列反应中，能够说明烯烃分子具有不饱和结构的是（　　　）

　　A. 燃烧　　　　　　B. 取代反应　　　　　C. 加成反应　　　　　D. 加聚反应

9. 下列有关乙炔性质的叙述中，既不同于乙烯又不同于乙烷的是（　　　）

　　A. 能燃烧生成二氧化碳和水　　　　　B. 能发生加成反应

　　C. 能与高锰酸钾发生氧化反应　　　　D. 能与氯化氢反应生成氯乙烯

10. 下列变化中，由加成反应引起的是（　　　）

　　A. 乙炔通入高锰酸钾酸性溶液中，高锰酸钾溶液褪色

　　B. 乙烯在一定温度、压强和催化剂的作用下，聚合为聚乙烯

　　C. 在一定条件下，乙烷燃烧生成水和二氧化碳

　　D. 在催化剂作用下，乙烯与水反应，生成乙醇

二、多项选择题

1. 下列气体的主要成分是甲烷的是（　　　）

　　A. 空气　　　　　　B. 沼气　　　　　　C. 天然气　　　　　　D. 水煤气

2. 有关烷烃的叙述正确的是（　　　）

　　A. 都是易燃物　　　　　　　B. 相邻两个烷烃在组成上相差一个甲基

　　C. 特征反应是取代反应　　　D. 都能使酸性高锰酸钾褪色

3. 烃是指（　　　）

　　A. 含有碳、氢元素的有机物　　　　B. 含有碳元素的化合物

　　C. 仅由碳、氢元素组成的化合物　　D. 完全燃烧生成 CO_2 和 H_2O 的化合物

4. 下列气体在氧气中充分燃烧后，其产物可使无水硫酸铜变蓝，又可使足量的澄清石灰水变浑浊的是（　　　）

　　A. CO_2　　　　　　B. C_2H_4　　　　　　C. CH_4　　　　　　D. H_2S

5. 在下述条件下，能发生化学反应的是（　　　）

　　A. 甲烷与氯气混合并置于光照下　　　B. 将乙炔通入高锰酸钾酸性溶液中

　　C. 苯中通入高锰酸钾酸性溶液　　　　D. 将甲烷通入热的强碱溶液中

三、思考题

1. 用系统命名法命名下列物质

(1)
$$CH_3-CH_2-\underset{\underset{CH_3}{|}}{\overset{\overset{CH_3}{|}}{C}}-CH_2-\underset{\underset{CH_3}{|}}{CH}-CH_3$$

(2)
$$\underset{\underset{CH_3}{|}}{CH_3CHCH_2C}{\equiv}CH$$

(3) $CH_3CH=C(CH_3)_2$

(4) —CH_3

2. 用化学方法鉴别以下物质：己烷、己烯。

3. 完成下列方程式

（1） $CH_2 = CH_2 + HCl \longrightarrow$

（2） $CH_3 - CH = CH_2 + HCl \longrightarrow$

（3） $CH_3 - CH_3 + Cl_2 \xrightarrow{\text{光照}}$

（4） $HC \equiv CH \xrightarrow{Cl_2} \xrightarrow{Cl_2}$

（钱惠菊）

书网融合……

微课1　　　　微课2　　　　单元小结　　　　自测题

第七单元 烃的衍生物

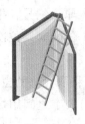

【学习目标】

1. 掌握 醇、酚、醚、醛、酮、羧酸的定义及命名方法；醇的主要化学性质。

2. 熟悉 醇、酚、醚、醛、酮、羧酸、酯的结构；羧酸的结构与性质的关系。

3. 了解 常见的醇、酚、醚、醛、酮、羧酸在医学上的应用。

案例分析

乙醇可用于医疗器械及精密仪器的表面消毒，但由于乙醇只能杀死细菌，不能杀死芽孢和病毒，因此医疗注射或手术前的皮肤消毒常使用效果更好的碘酒，而为了减少碘对皮肤的长期刺激，一般在用碘酒消毒后，再用 75% 的乙醇脱去碘。

问题

1. 乙醇的结构简式是什么？它属于哪一类有机化合物？

2. 在临床上乙醇还有哪些应用？怎样保存乙醇？

第一节 醇、酚、醚

PPT

一、醇

（一）醇的结构

水分子（H—O—H）中去掉一个 1 个氢原子而剩下的原子团（—O—H 或写成—OH），称为羟基。醇分子中都含有羟基，羟基是醇的官能团，称为醇羟基。

从结构上看，醇可以看成是脂肪烃基、脂环烃基以及芳环侧链与羟基相连的化合物。其结构通式可用 R—OH 来表示。

（二）醇的命名

1. 普通命名法 适用于命名结构简单的醇。命名时在烃基的名称后面加上"醇"字，"基"字一般省去。例如：

$$CH_3CH_2CH_2CH_2OH$$
正丁醇

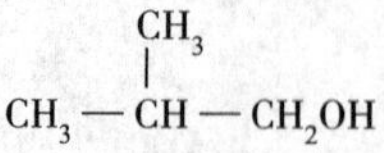

$$CH_3-\overset{\overset{\displaystyle CH_3}{|}}{C}H-CH_2OH$$
异丁醇

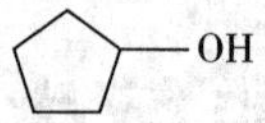

环戊醇

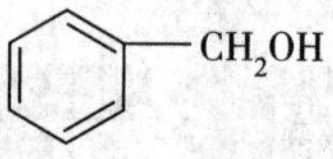

苯甲醇（苄醇）

2. 系统命名法 结构比较复杂的醇采用系统命名法命名。

（1）选主链 选择包含羟基所连的碳原子在内的最长碳链为主链，根据主链所含碳原子的数目称为"某醇"。

（2）编号 从靠近羟基的一端开始，用阿拉伯数字依次给主链碳原子编号，把表示羟基位次的编号写在"某醇"之前，中间用短线隔开，若羟基在 1 位碳时，位次可以省略。

（3）定名称 把支链作为取代基，并按取代基从小到大的顺序，将取代基的位次、数目、名称依次写在醇的名称的前面，并用短线连接，阿拉伯数字与汉字之间用短线隔开。醇的系统名称书写顺序为：取代基位次→取代基名称→官能团位次→主链名称（某醇）。例如：

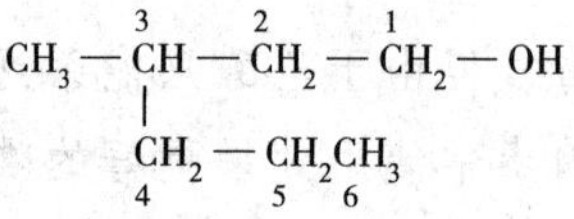

3-甲基-1-己醇

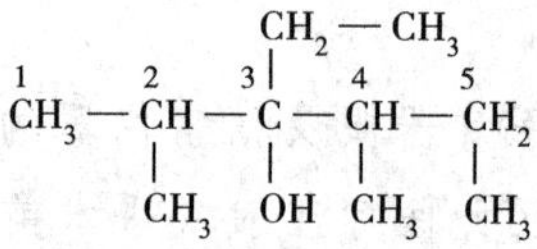

2,4-二甲基-3-乙基-3-己醇

命名脂环醇时从羟基所连的环碳原子开始编号，并使环上其他取代基处于较小位次。

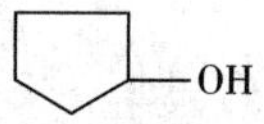

环戊醇

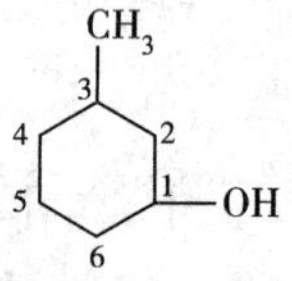

3-甲基环己醇

命名芳香醇时，以脂肪醇为母体，将芳基作为取代基。例如：

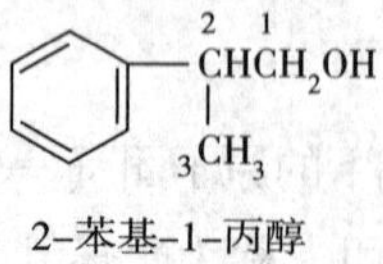

2-苯基-1-丙醇

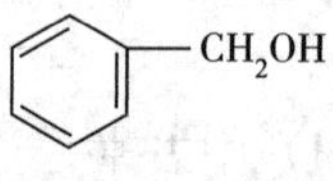

苯甲醇

多元醇的命名应尽可能选择连有多个羟基在内的最长碳链作为主链，必须指明羟基的数目。例如：

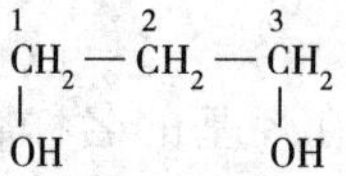

1,3-丙二醇

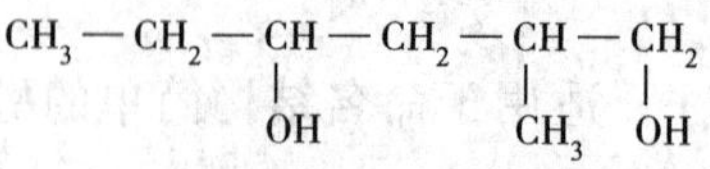

2-甲基-1,4-己二醇

此外，根据醇的来源或性质，医药学中还常用到俗名，例如：乙醇俗称酒精，丙三醇俗称甘油等。

（三）醇的性质

甲醇、乙醇和丙醇具有酒味，可以与水混溶。十一个碳原子以内的饱和一元醇为无色、比水轻的液体，丁醇至十一醇带有臭味，水溶性不大；高于 11 个碳原子的高级一元醇是无味无色的蜡状固体，不溶于水；低级的多元醇是黏稠的液体，高级的多元醇是固体。

羟基是醇的官能团，醇的主要化学性质都发生在羟基以及与其相连的碳原子上。

1. 与活泼金属的反应　在结构上，醇和水有相似之处，醇羟基中的 H 可与活泼金属（钾、钠、铝等）作用，生成醇的金属化合物，同时放出氢气。

$$2CH_3CH_2OH + 2Na \longrightarrow 2CH_3CH_2ONa + H_2\uparrow$$

2. 脱水反应

（1）分子内脱水　将乙醇和浓硫酸加热到 170℃，乙醇可经分子内脱（消除）水生成乙烯。

$$\underset{\underset{\text{H \quad OH}}{|\quad\quad|}}{CH_2 - CH_2} \xrightarrow[\text{或}Al_2O_3，360℃]{H_2SO_4，170℃} CH_2 = CH_2 + H_2O$$

（2）分子间脱水　乙醇在硫酸存在下加热到 140℃，可经分子间脱水形成乙醚。

$$2CH_3CH_2OH \xrightarrow[\text{或}Al_2O_3，260℃]{H_2SO_4，140℃} \underset{\text{乙醚}}{CH_3CH_2OCH_2CH_3} + H_2O$$

3. 氧化反应　在银或铜的催化下，醇可以被空气中的氧气氧化，生成醛，醛继续被氧化生成羧酸。

$$\underset{\text{伯醇}}{RCH_2 - OH} \xrightarrow{[O]} \underset{\text{醛}}{RCHO} \xrightarrow{[O]} \underset{\text{羧酸}}{RCOOH}$$

（四）常见的醇

1. 甲醇（CH_3OH）　因最初是由木材干馏得到，所以又俗称木醇或木精。甲醇的外观和乙醇相似，为无色透明液体，有酒味，易挥发，能与水混溶。甲醇有毒，误食10ml 可致人失明，误食 30ml 可致人死亡。工业乙醇中往往含有的甲醇超标。

2. 乙醇（CH_3CH_2OH）　俗称酒精，是饮用酒的主要成分，在医药卫生方面应用很广。

（1）药用乙醇　95% 乙醇溶液，用于制备酊剂（如碘酊）及提取中药有效成分。

（2）消毒乙醇　75% 乙醇溶液，用于皮肤、器械的消毒和碘酒的脱碘等。

（3）擦浴乙醇　25%～35% 乙醇溶液，利用乙醇吸热易挥发的特性，常用来给高热患者擦浴。

饮酒过量会导致乙醇中毒

乙醇在人体内的代谢过程，主要在肝脏中进行。先是在乙醇脱氢酶作用下氧化为乙醛，乙醛对人体有害，但它很快会在醛脱氢酶作用下氧化为乙酸，乙酸可被细胞利用。但肝脏不能转化过量的乙醇，所以饮酒过量时，大量的乙醇就继续存留在血液中，在体内循环中导致乙醇中毒症状，严重时甚至可使呼吸、心跳抑制而死亡。

3. 丙三醇（CH₂OH—CHOH—CH₂OH） 俗称甘油，无色黏稠液体，有甜味，能与水或乙醇混溶。可作护肤保湿的化妆品原料，在制剂领域可作溶剂，如酚甘油、碘甘油等。还可制成治疗便秘的润滑剂，如50%的甘油溶液叫开塞露，用于治疗便秘。

4. 己六醇 $\left(\begin{array}{cccccc} CH_2 & CH & CH & CH & CH & CH_2 \\ | & | & | & | & | & | \\ OH & OH & OH & OH & OH & OH \end{array}\right)$ 俗称甘露醇，白色结晶性粉末，味甜，易溶于水。临床上常用20%的甘露醇水溶液治疗脑水肿，以降低颅内压。甘露醇还是临床上常用的脱水剂，也可作利尿药。

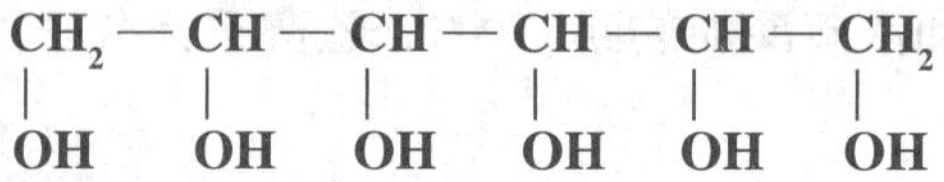

二、酚和醚

（一）酚的结构和命名

从结构上看，芳香烃分子中苯环上的氢原子被羟基取代后生成的化合物称为酚。结构通式为 Ar—OH。例如：

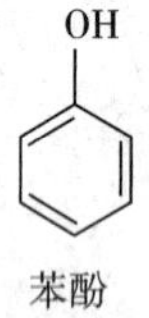

苯酚 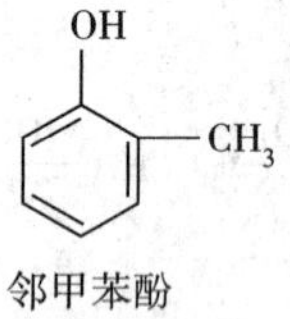　　　　　　　　邻甲苯酚 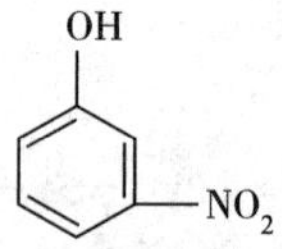　　　　　　　　间硝基苯酚

酚的官能团也是羟基，称为酚羟基。由此可见，酚是由芳基和酚羟基共同组成。

一元酚的命名是以苯酚作为母体，苯环上其他原子、原子团或烃基作为取代基，它们与酚羟基的相对位置可用阿拉伯数字表示，编号从芳环上连有酚羟基的碳原子开始，也可用邻、间、对表示取代基与酚羟基的位置。例如：

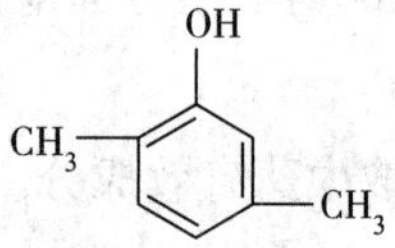

2,5-二甲基苯酚 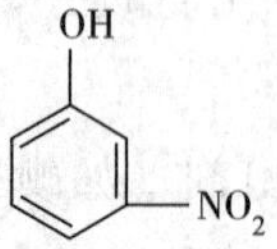　　　间硝基苯酚 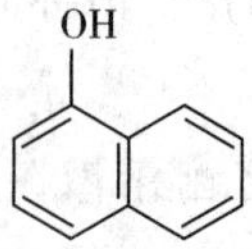　　　α-萘酚　　　　β-萘酚
　　　　　　　　　　　　　　　　　　（1-萘酚）　　　（2-萘酚）

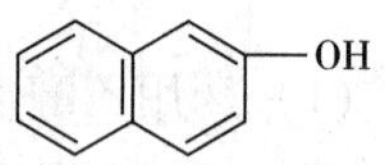

命名二元酚时，以"二酚"为母体，两个酚羟基间的相对位置用阿拉伯数字或邻、

间、对表示。命名三元酚时以"三酚"为母体，酚羟基的相对位置用阿拉伯数字或连、均、偏表示。例如：

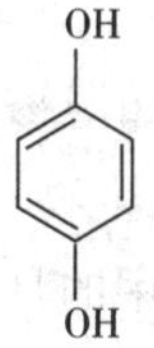

| 对苯二酚 | 1,2,3-苯三酚
（连苯三酚） | 1,2,4-苯三酚
（偏苯三酚） | 1,3,5-苯三酚
（均苯三酚） |

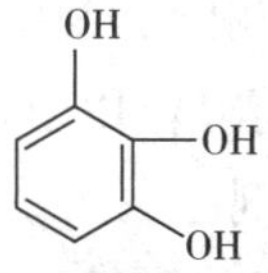

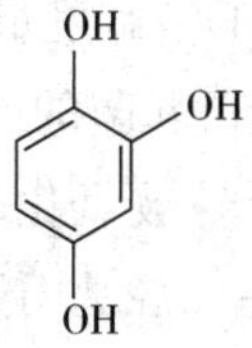

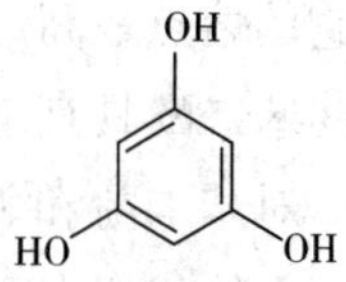

对于苯环上连有其他官能团的酚类也可把羟基作为取代基来命名。例如：

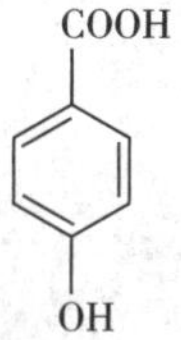

对羟基苯甲酸 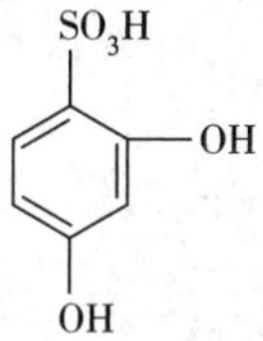　　　　　　　2,4-二羟基苯磺酸

（二）常见的酚

1. 苯酚（C_6H_5OH）　　最初由分离煤干馏后的煤焦油所得，并且具有弱酸性，故俗称石炭酸。是一种有特殊气味的无色晶体，熔点43℃，沸点181℃。常温下稍溶于水，易溶于乙醇、乙醚、苯和三氯甲烷等有机溶剂。易氧化，平时应贮藏于棕色瓶内，密闭避光保存。

苯酚能凝固蛋白质，使蛋白质变性，在医药上用作消毒剂。在固体苯酚中加入10%的水，即是临床所用的液化苯酚（又称液体酚）。3%～5%的苯酚水溶液可用于外科手术器械的消毒；5%的苯酚溶液可用作生物制剂的防腐剂；1%的苯酚水溶液可用于皮肤止痒。苯酚对皮肤有强烈腐蚀性，使用时应特别注意。

2. 甲苯酚　　简称甲酚，因来源于煤焦油，所以俗称煤酚。从煤焦油中提炼出的甲酚含有邻、间、对甲苯酚三种异构体。

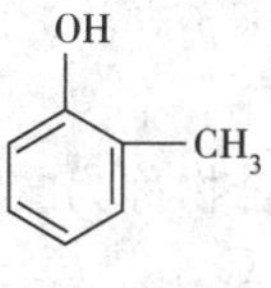

| 邻甲酚
（沸点192℃） | 间甲酚
（沸点202℃） | 对甲酚
（沸点202℃） |

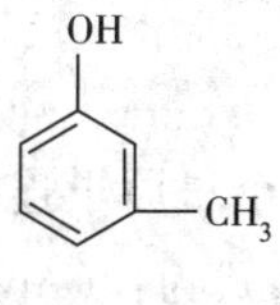

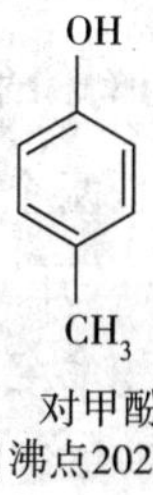

由于三种异构体的沸点接近，难以分离，常直接使用它们的混合物。煤酚的杀菌力比苯酚强，因难溶于水，能溶于肥皂溶液，故常配成47%～53%的肥皂溶液，称为煤酚皂溶液，俗称"来苏儿（Lysol）"，临用时加水稀释，用于消毒皮肤、器具及患者的排泄物。

3. 苯二酚 邻苯二酚俗名儿茶酚，间苯二酚俗名雷琐辛，对苯二酚俗名氢醌。这三种异构体均为无色的结晶，邻苯二酚和间苯二酚易溶于水，而对苯二酚由于结构对称，它的熔点最高，在水中的溶解度最小。

间苯二酚具有杀灭细菌和真菌的能力，在医药上曾用于治疗皮肤病，如湿疹和癣症等。对苯二酚和邻苯二酚易被氧化，可作还原剂，在生物体内，则以衍生物存在。例如，人体代谢中间体 3,4 - 二羟基丙氨酸又称多巴（DOPA），与医学上常用的具有升压和平喘作用的肾上腺素均含有儿茶酚的结构。

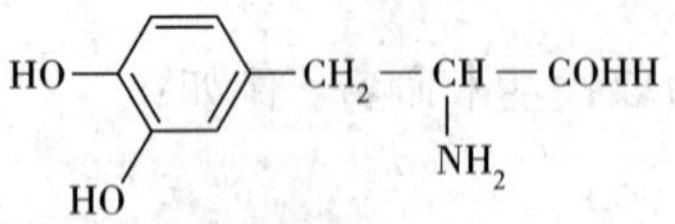

DOPA 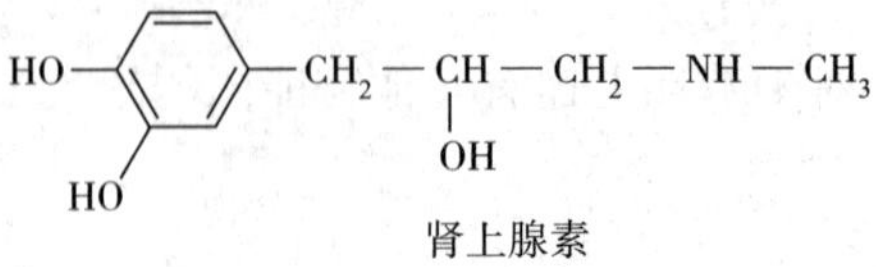　　　　　　　　　　　　　　　　肾上腺素

⇄ 知识链接

"外科消毒之父"

约瑟夫·利斯特（Joseph Lister，1827—1912）是英国一位著名的外科医生。19 世纪 60 年代，外科手术后患者的死亡率很高。他发现患者的死亡总是在手术后发生，他推想一定是由于手术后的细菌感染所致。于是他首次采用了苯酚溶液对术前手术室内的空气、环境和手术器械用品以及术后创口进行了消毒，使患者的死亡率大大降低。利斯特的这一发现使外科学领域发生了彻底的革命，拯救了千百万人的生命。苯酚作为一种强有力的消毒剂，曾经在外科医疗上发挥过重要的作用，因此人们尊称利斯特为"外科消毒之父"。

苯酚的杀菌机制是苯酚的酚羟基易与蛋白质的相关基团产生氢键，从而使蛋白质发生凝固和变性。迄今，各种消毒剂杀菌能力的强弱，仍以苯酚为标准来比较。某种消毒剂能在一定的时间内将某种细菌杀死时所需要的浓度，跟一定浓度的苯酚比较，所得的数值叫做该消毒剂的苯酚系数。例如某一消毒剂的浓度只是苯酚浓度的 1/3，具有和苯酚同样的杀菌能力时，它的苯酚系数就是 3。

（三）醚的结构和命名

1. 醚的结构　两个烃基通过一个氧原子连接起来的化合物称为醚。醚的官能团称为醚键，即—O—。开链醚的结构通式为：$(Ar)R—O—R'(Ar')$。

2. 醚的分类和命名

（1）单醚　指与氧原子相连的两个烃基相同的醚。单醚命名时，可根据与氧原子相连烃基的名称，称为二某基醚，常把"二"和"基"字省略，直接称为"某醚"。例如：

$$CH_3CH_2OCH_2CH_3$$

乙醚

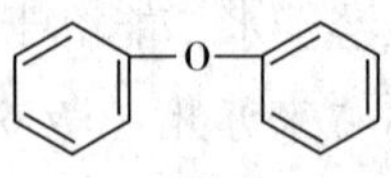

二苯醚

（2）混醚 两个烃基不同时称为混醚。混醚一般按由小到大的顺序先命名烃基，最后加个"醚"字；命名芳香混醚时，要把芳香烃基的名称放在脂肪烃基名称的前面。例如：

$$CH_3OCH_2CH_3$$

甲乙醚

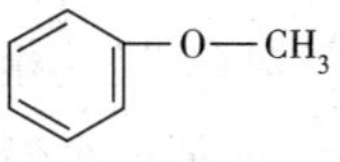

苯甲醚

（3）环醚 指烃基与氧原子形成环状结构的醚。环醚的命名则通常称为环氧某烷。例如：

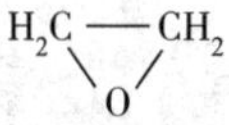

环氧乙烷

另外，醚还可以分为脂肪醚和芳香醚。两个烃基都是脂肪烃基的为脂肪醚；一个或两个烃基是芳香烃基的为芳香醚。

结构复杂的醚采用系统命名法命名。以较大的烃基为母体，较小的烃基与氧合并作为取代基（称为烷氧基），进行系统命名。例如：

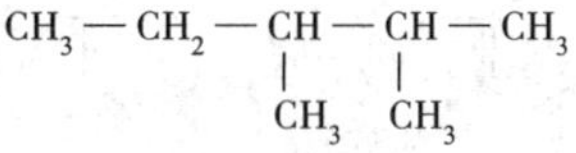

$$CH_3-CH_2-\underset{\underset{CH_3}{|}}{CH}-\underset{\underset{CH_3}{|}}{CH}-CH_3$$

3-甲基-2-甲氧基戊烷

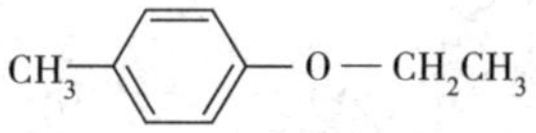

4-乙氧基甲苯

（四）乙醚

乙醚（$CH_3CH_2OCH_2CH_3$）是具有特殊气味的无色液体，沸点为 34.5℃，易挥发，易燃。乙醚在空气中的爆炸极限是 1.85% ~ 36.5%（体积分数），操作时必须注意安全。乙醚微溶于水，易溶于有机溶剂，与乙醇等有机溶剂混溶，是常用的优良溶剂。乙醚具有麻醉作用，在医药上曾作麻醉剂，大量吸入乙醚蒸气能使人失去知觉，甚至死亡。

第二节 醛和酮

PPT

醛和酮是烃的含氧衍生物，在自然界分布很广。许多醛、酮是中草药的有效成分，具有显著的生理活性。例如，中药肉桂中具有抗菌止血作用的活性物质是肉桂醛；麝香的香味成分是麝香酮；从樟脑树皮中得到的樟脑，也具有酮的结构。此外，醛、酮化合物还是动植物代谢过程中的重要中间体，也是有机合成中的重要物质。

一、醛和酮的结构、分类和命名

（一）醛、酮的结构

一个碳原子和一个氧原子以双键相连接所形成的原子团称为羰基。羰基的结构为：

$\overset{O}{\overset{\|}{-C-}}$。醛和酮分子结构中都含有羰基，因此统称为羰基化合物。

羰基碳原子连接一个氢原子的称为醛基，由醛基和烃基相连所形成的化合物称为醛（甲醛除外），醛基是醛的官能团。

羰基碳原子分别与两个烃基相连形成的化合物称为酮，酮分子中的羰基又叫酮基，是酮的官能团。酮分子中的两个烃基可以相同，也可以不同。醛和酮的结构通式为：

$$Ar(R)-\overset{O}{\overset{\|}{C}}-H \qquad\qquad -\overset{O}{\overset{\|}{C}}-H$$
$$\quad\text{醛} \qquad\qquad\qquad\qquad \text{醛基}$$

$$Ar(R)-\overset{O}{\overset{\|}{C}}-Ar'(R') \qquad\qquad -\overset{O}{\overset{\|}{C}}-$$
$$\quad\text{酮} \qquad\qquad\qquad\qquad \text{酮基}$$

（二）醛、酮的分类

1. 按照烃基不同　根据羰基所连烃基的种类不同分为脂肪醛、酮和芳香醛、酮。

$$CH_3-\overset{O}{\overset{\|}{C}}-H \qquad CH_3-\overset{O}{\overset{\|}{C}}-CH_3$$
脂肪醛、酮

芳香醛、酮

2. 按照碳链的饱和程度　根据烃基中是否含有不饱和键分为饱和醛、酮和不饱和醛、酮。

饱和醛、酮：CH_3CH_2CHO　　$CH_3-\overset{O}{\overset{\|}{C}}-CH_2CH_3$

不饱和醛、酮：$CH_3CH=CHCHO$　　$CH_2=CH-\overset{O}{\overset{\|}{C}}-CH_3$

3. 按照羰基数目　根据分子中羰基的数目分为一元醛、酮，二元醛、酮和多元醛、酮。

一元醛、酮：$CH_3-\overset{O}{\overset{\|}{C}}-H \qquad CH_3CH_2-\overset{O}{\overset{\|}{C}}-CH_3$

二元醛、酮：$H-\overset{O}{\overset{\|}{C}}-CH_3-\overset{O}{\overset{\|}{C}}-H \qquad CH_3-\overset{O}{\overset{\|}{C}}-CH_2-\overset{O}{\overset{\|}{C}}-CH_3$

本节主要学习饱和一元醛、酮。

（三）醛、酮的命名

1. 脂肪醛、酮的命名

（1）选主链　选择一条含有羰基碳原子在内的最长碳链作为主链，根据主链上碳原子的数目称为"某醛"或"某酮"。

（2）编号　醛的编号从醛基碳原子开始，由于醛基总是在碳链首端，因此醛基位次"1"可以省略。

酮的编号则从靠近酮基的一端开始，将酮基的位次写在"某酮"前面。

另外，也可以用希腊字母对主链碳原子进行编号，与羰基相连的碳原子依次用 α、β、γ、δ 等表示。

（3）定名称　将取代基的位次、数目、名称写在醛基或酮基位次的前面。例如：

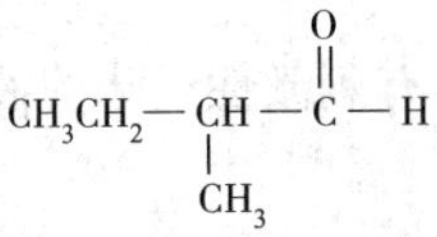

2-甲基丁醛
（α-甲基丁醛）

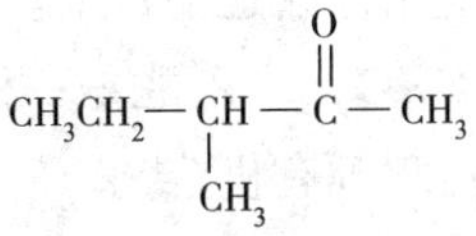

3-甲基-2-戊酮
（α-甲基-2-戊酮）

2. 芳香醛、酮的命名　芳香醛、酮的命名是以脂肪醛、酮作为母体，把芳香烃基作为取代基，称为某（基）某醛或某（基）某酮。"基"字常可省略。

（1）侧链为直链　如果醛基和苯基分别位于侧链两端的芳香醛，称为苯某醛；酮基直接与苯基相连的芳香酮，称为苯某酮。例如：

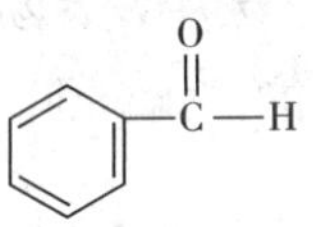

苯甲醛

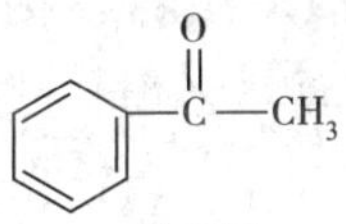

苯乙酮

（2）侧链为复杂的支链　以脂肪醛、酮为母体，把芳香烃基作为取代基进行命名。例如：

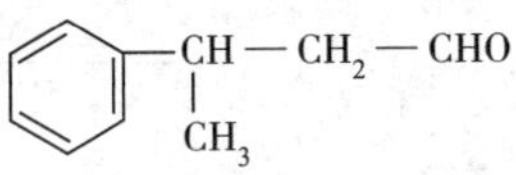

3-苯基丁醛

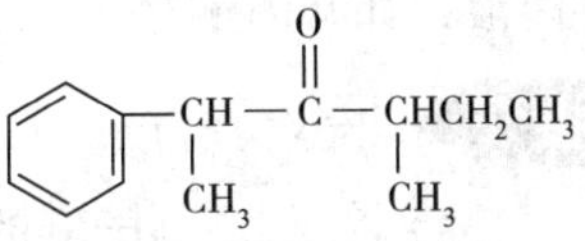

4-甲基-2-苯基-3-己酮

二、常见的醛和酮

1. 甲醛（HCHO）　甲醛俗称蚁醛，常温下是一种无色、具有强烈刺激性气味的气体，沸点 -21℃，易溶于水。甲醛具有凝固蛋白质的作用，因此具有杀菌防腐性能。医药上，把体积分数为 35% ~ 40% 的甲醛水溶液称为福尔马林（formalin），是医药上常用的消毒剂和防腐剂，常用于外科器械、手套等物品的消毒以及尸体和动物标本的防腐。

甲醛具有较高的毒性，当室内甲醛含量为 0.1mg/m³ 时，就有异味和不适感；长期低浓度接触甲醛会引起头痛、头晕、乏力、感觉障碍、免疫力降低，并可出现瞌睡、记忆力减退、神经衰弱或精神抑郁；当甲醛浓度达到 0.5 mg/m³ 时，可刺激眼睛流泪，还可引发呼吸功能障碍和肝中毒性病变。儿童、孕妇和老年人对甲醛尤为敏感，危害也更大。

由于甲醛易发生聚合反应生成不溶于水的多聚甲醛，所以长期放置的福尔马林溶液会出现浑浊或白色沉淀而降低其防腐作用。多聚甲醛经加热（160～200℃）后，可解聚重新生成甲醛。

甲醛与浓氨水作用，生成一种叫六亚甲基四胺〔$(CH_2)_6N_4$〕的白色晶体，药品名为乌洛托品（urotropine），因为它能在患者体内慢慢分解产生甲醛，甲醛由尿道排出时将细菌杀死，在医药上用作尿道消毒剂。

2. 乙醛（CH_3CHO）　乙醛是一种无色、具有刺激性气味的液体，易挥发，沸点21℃，易溶于水、乙醇等有机溶剂。

乙醛的衍生物水合氯醛为无色透明晶体，有刺激性臭味。它是较安全的催眠药和抗惊厥药，但对胃有刺激性，不宜口服，常用灌肠法给药，药效较好。

3. 苯甲醛（C_6H_5CHO）　苯甲醛是最简单的芳香醛，常温下为无色液体，沸点179℃，微溶于水，易溶于乙醇和乙醚。它以结合状态存在于水果（如杏、桃、梅）的核仁中，具有苦杏仁味，因此又叫苦杏仁精（油）。

苯甲醛是有机合成工业中的重要原料，常用于制备药物、染料、香料等。

4. 丙酮（CH_3COCH_3）　丙酮常温下为无色、易挥发、易燃烧的液体，沸点56.5℃，能与水、乙醇、乙醚、三氯甲烷等混溶，并能溶解树脂、油脂等许多有机化合物，是常用的有机溶剂。

丙酮是人体内脂肪代谢的中间产物，正常情况下，人体血液中丙酮的含量很低，但当人体代谢紊乱，如糖尿病患者，体内会产生过量的丙酮，并随呼吸或尿液排出。临床上检查尿液中是否含有丙酮，可向尿液中滴加亚硝酰铁氰化钠（$Na_2[Fe(CN)_5NO]$）溶液和氢氧化钠溶液，如有丙酮存在，尿液即呈鲜红色。

⇄ **知识链接**

甲醛的危害及清除方法

甲醛是一种可致人体中毒的刺激性气体，已被世界卫生组织确定为致癌和致畸物质，是公认的变态反应源，也是潜在的强致突变物质之一。

甲醛对人体健康的危害主要表现在嗅觉异常、刺激、过敏、肺功能异常、肝功能异常和免疫功能异常等方面。

甲醛是家庭装修中头号有害物质，其释放期可达3～15年之久。合理有效地去除室内甲醛，可采取以下措施。

（1）开窗通风，保持室内空气流通。

（2）放置活性炭。固体活性炭具有孔隙多的特点，对甲醛具有很强的吸附和分解作用，活性炭的颗粒越小吸附效果越好。

（3）在室内摆放植物。如吊兰、芦荟、仙人掌等，植物有较强的吸收甲醛的能力，是清除室内甲醛较好且经济的办法。

PPT

第三节 羧 酸

羧酸也是烃的含氧衍生物，广泛存在于自然界中，它是动植物代谢生命过程中的重要物质，也是与人们的生活及医药密切相关的一类物质，具有显著的生理活性。如食用醋中含有醋酸；果汁饮料中含有柠檬酸；用于治疗病毒性肝炎的甘草，其主要的活性成分为甘草酸以及甘草酸的分解产物甘草次酸等。

一、羧酸的结构、分类和命名

（一）羧酸的结构

羧酸分子中都含有羧基（—COOH），羧基是羧酸的官能团。从结构上看，羧酸可以看作是烃分子中的氢原子被羧基取代后生成的化合物（甲酸除外）。饱和一元脂肪酸的结构通式为：

$$Ar(R)—\overset{\displaystyle O}{\overset{\|}{C}}—OH \quad 或 \quad Ar(R)COOH$$

（二）羧酸的分类

1. 按照烃基不同 根据羧基所连烃基的种类不同，分为脂肪族羧酸和芳香族羧酸。

脂肪族羧酸：CH_3COOH $\underset{\displaystyle CH_3}{CH_3CHCOOH}$

芳香族羧酸：

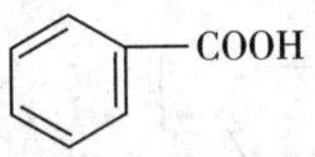

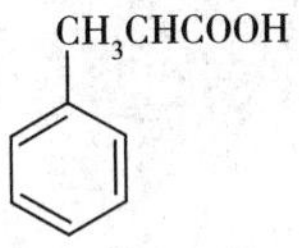

2. 按照碳链的饱和程度 根据烃基是否饱和，分为饱和羧酸和不饱和羧酸。

饱和羧酸：CH_3CH_2COOH $\underset{\displaystyle CH_3}{CH_3CHCOOH}$

不饱和羧酸：$CH_2{=}CHCOOH$ $\underset{\displaystyle CH_3}{CH_2{=}CCOOH}$

3. 按照羧基数目 根据羧基的数目，分为一元羧酸、二元羧酸和多元羧酸。

一元羧酸：$HCOOH$ CH_3CH_2COOH

二元羧酸：

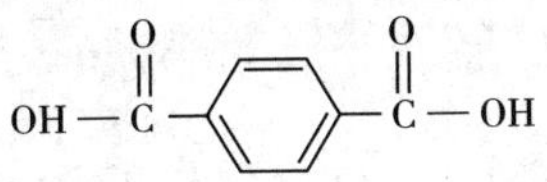

（三）羧酸的命名

1. 系统命名法

（1）**饱和一元脂肪酸的命名** 选择分子中含羧基碳在内的最长碳链作为主链，根据主链碳原子数目称为"某酸"；从羧基碳原子开始编号，除了用阿拉伯数字外，还可

以使用阿拉伯数字来表示,与羧基直接相连的碳原子编号 α,依次为 β、γ 等。例如:

$$CH_3CHCH_2COOH$$
$$| \atop CH_3$$

3-甲基丁酸
(β-甲基丁酸)

$$CH_3CHCH_2CHCOOH$$
$$| \quad\quad | \atop CH_3 \quad CH_3$$

2,4-二甲基戊酸
(α,γ-二甲基戊酸)

(2)**不饱和脂肪酸的命名** 选择包含羧基和不饱和键在内的最长碳链作为主链,从羧基碳原子开始编号,在主链名称前注明双键或三键的位置,称为"某烯酸"或"某炔酸"。例如:

$$C_2H_5$$
$$|$$
$$CH_3CH = CHCCOOH$$
$$|$$
$$CH_3$$

2-甲基-2-乙基-3-戊烯酸

$$CH \equiv CCHCOOH$$

3-丁炔酸

(3)**芳香酸的命名** 脂肪酸为母体,把芳香烃基作为取代基进行命名。例如:

COOH

苯甲酸

$$CH_3CHCH_2CHCOOH$$
$$| \atop C_2H_5$$

2-乙基-4-苯基戊酸

(4)**二元酸的命名** 选择包含两个羧基在内的碳链作为主链,根据主链碳原子的数目,称为"某二酸";对于芳香二元酸的命名,可用邻、间、对表示两个羧基的相对位置。例如:

$$HO - \overset{O}{\underset{}{C}} - \overset{O}{\underset{}{C}} - OH$$

乙二酸

$$OH - \overset{O}{\underset{}{C}} - - \overset{O}{\underset{}{C}} - OH$$

对苯二甲酸

2. 俗名法 许多羧酸存在于天然物质中,习惯上根据它们的来源而采用俗名法。例如,甲酸因最初是从蚂蚁中提取得到的,所以俗称蚁酸;乙酸最早是由食醋中得到的,因而俗称醋酸。其他如草酸(乙二酸)、琥珀酸(丁二酸)、安息香酸(苯甲酸)等也是根据其来源而得名的。

二、羧酸的性质

(一)物理性质

饱和一元羧酸中,甲酸、乙酸和丙酸都是具有强烈刺激性气味的液体;含 4~9 个碳原子的脂肪酸是具有腐败恶臭的油状液体;含 10 个以上碳原子的高级脂肪酸是无色无味的蜡状固体。二元脂肪酸和芳香酸都是结晶性固体。

羧酸分子中羧基是一种亲水基，能与水分子形成氢键，因此，低级脂肪酸易溶于水，但随着碳原子数的增加，溶解度逐渐减小。芳香酸在水中的溶解度极小。

饱和一元酸的沸点随相对分子质量的增加而升高，羧酸的沸点比相对分子质量相近的醇高。例如：乙酸的沸点是118℃，而与它相对分子质量相同的正丙醇的沸点为98℃。

（二）化学性质

1. 酸性 在试管里滴加2ml乙酸溶液，然后向试管里滴1～2滴石蕊试液，观察溶液颜色的变化。实验结果表明，溶液变红，说明乙酸具有明显的酸性。这是因为乙酸在水溶液里能部分电离出 H^+：

$$CH_3COOH \rightleftharpoons CH_3COO^- + H^+$$

羧酸能与碱发生中和反应，生成盐和水，其酸性比无机酸弱，但比碳酸和酚类的酸性要强，可与碳酸氢盐反应生成羧酸盐并放出 CO_2。

$$CH_3COOH + NaOH = CH_3COONa + H_2O$$

$$CH_3COOH + NaHCO_3 = CH_3COONa + CO_2\uparrow + H_2O$$

羧酸盐的溶解度比羧酸大，医药上常把一些含有羧基难溶于水的药物制成盐，使其易溶于水。例如，青霉素常制成易溶于水的青霉素钠盐或钾盐，供注射用。

2. 酯化反应 在浓硫酸的催化作用下，羧酸可与醇反应生成酯和水，称为酯化反应。

$$R-\overset{\overset{\displaystyle O}{\|}}{C}-OH + HO-R' \overset{H^+}{\rightleftharpoons} R-\overset{\overset{\displaystyle O}{\|}}{C}-R' + H_2O$$

研究表明，发生酯化反应时，羧酸失去羟基，醇失去羟基上的氢原子，其余部分结合生成酯。

3. 脱羧反应 羧酸分子中脱去羧基放出 CO_2 的反应称为脱羧反应。例如：

$$HOOC-COOH \xrightarrow{\triangle} HCOOH + CH_2\uparrow$$

人体内的脱羧反应是在脱羧酶的催化作用下进行的，是一类非常重要的生物化学反应。

三、常见的羧酸 微课

1. 甲酸（HCOOH） 甲酸是最简单的羧酸，最初是蒸馏蚂蚁得来的，因此俗称蚁酸，存在于许多昆虫的毒液中，是有刺激性气味的无色液体，有腐蚀性。被蚂蚁或蜂类蜇后，其毒液中的甲酸会引起皮肤红肿痛痒，在患处涂一些稀氨水或肥皂水，可起到消肿、止痛痒的作用。甲酸具有杀菌的能力，可用作消毒剂和防腐剂。12.5g/L的甲酸溶液称为蚁精，在医药上可用于风湿病的治疗。

2. 乙酸（CH₃COOH） 乙酸俗称醋酸，是食醋的主要成分，食醋中含有3%～5%的乙酸。乙酸是有强烈刺激性气味的无色液体，沸点118℃，熔点16.6℃，能与水以任意比混溶。当温度低于16.6℃时，纯乙酸就凝结成冰状晶体，所以无水乙酸又称为冰醋酸。

医药上常用乙酸的稀溶液作为消毒防腐剂，也可用于治疗各种皮肤浅部真菌感染，灌洗创面等。生活中常用"食醋疗法"预防流感。

3. 苯甲酸（C_6H_5COOH）　苯甲酸俗称安息香酸，因存在于安息香树胶中而得名，是最简单的芳香酸。常温下为白色结晶，熔点 $122℃$，难溶于冷水，易溶于热水、乙醇、乙醚等有机溶剂。苯甲酸具有抑菌防腐能力，而且毒性较低，可用于治疗癣类皮肤病。其钠盐广泛用作食品、饮料和药物的防腐剂。

4. 乙二酸（HOOCCOOH）　乙二酸俗称草酸，是最简单的二元羧酸。草酸一般是无色透明结晶，广泛存在于自然界中，在草本、大黄属、酢浆草等植物中，常以钾盐的形式存在。在人或肉食动物的尿中，草酸以钙盐或草尿酸酸脲的形式存在，草酸钙是尿道结石的主要成分。草酸对人体有害，会使人体内的酸碱度失去平衡，影响儿童的发育。草酸还可以除铁锈。

⇄ **知识链接**

羟基酸和酮酸

羟基酸分子中既含有羟基又含有羧基的化合物称为羟基酸。

1. 乳酸　乳酸是人体糖代谢的中间产物。人在剧烈运动时，体内糖原分解成乳酸，同时释放能量，使肌肉中乳酸含量增加并使人感到肌肉酸胀，休息后，肌肉中的乳酸就转化为糖、CO_2、H_2O，酸胀感消失。

乳酸为无色黏稠状液体，有很强的吸湿性，能溶于水、乙醇等。乳酸具有消毒防腐作用；其钙盐可用于治疗因缺钙而引起的疾病，如佝偻病等；乳酸钠在临床上用于纠正酸中毒。

2. 水杨酸　水杨酸具有杀菌防腐能力，为外用消毒剂。还具有解热镇痛、抗风湿作用，但因对肠胃有刺激作用，故不宜内服，多用其衍生物如水杨酸甲酯、阿司匹林等。

酮酸分子中既含有酮基又含有羧基的化合物称为酮酸。

医学上将 β–丁酮酸、β–羟基丁酸和丙酮三者合称为酮体。正常人体血液中酮体的含量很少，糖尿病患者由于代谢发生障碍，血液中酮体的含量增高，酮体呈酸性，使血液的酸度增加，引起酸中毒。

PPT

第四节　酯

一、酯的结构和命名

（一）酯的结构

酯可以看作是羧酸分子中羧基上的羟基被烃氧基取代后生成的化合物。

从结构上看，酯是由酰基（来自羧酸提供）和烃氧基（来自醇提供）两部分连接而成的化合物。一元酸酯的结构通式为：

$$(Ar)R - \overset{\overset{\displaystyle O}{\|}}{C} \!\!\mid\!\! O - R'$$

酰基　　　　烃氧基

（二）酯的命名

酯的命名是根据生成酯的羧酸和醇的名称来命名的。由一元醇和羧酸形成的酯，命名时羧酸的名称在前，醇的名称在后，称为"某酸某（醇）酯"，"醇"字往往省略。例如：

$$H - \overset{\overset{\displaystyle O}{\|}}{C} - O - CH_3 \text{或（}HCOOCH_3\text{）}$$

甲酸甲酯

$$H - \overset{\overset{\displaystyle O}{\|}}{C} - O - CH_2CH_3 \text{或（}HCOOCH_2CH_3\text{）}$$

甲酸乙酯

苯甲酸甲酯

乙酸苯甲酯

二、酯的性质

（一）物理性质

低级酯是具有水果香味的挥发性无色液体。如乙酸乙酯、正戊酸异戊酯、戊酸异戊酯具有苹果香味；丁酸丁酯、丁酸甲酯、丁酸乙酯有菠萝香味；乙酸异戊酯具有香蕉香味；乙酸戊酯具有梨的香味。酯可作为食品和饮料及日用品的香料。高级酯为蜡状固体。酯一般比水轻，难溶于水，易溶于有机溶剂，低级酯能溶解很多有机化合物，是良好的有机溶剂。酯的沸点比相对分子质量相近的羧酸要低，这是因为酯的分子间不能形成氢键相缔合的缘故。

（二）化学性质

1. 水解反应　酯的化学性质主要是水解反应。一般情况下，酯的水解速率很慢，需要在酸或碱的催化下并且加热才能顺利进行。其中，在酸催化下的水解是可逆反应，逆反应是酯化反应。在碱性溶液中，生成的羧酸盐不能与醇发生酯化反应，因此，酯在碱性条件下的水解反应是不可逆的。它们的反应如下：

$$R - \overset{\overset{\displaystyle O}{\|}}{C} - OR' + H_2O \underset{\xrightarrow{\hspace{1cm}}}{\overset{HCl}{\rightleftharpoons}} R - COOH + R'OH$$

$$R - \overset{\overset{\displaystyle O}{\|}}{C} - OR' + H_2O \underset{\xrightarrow{\hspace{1cm}}}{\overset{NaOH}{\rightleftharpoons}} R - COONa + R'OH$$

2. 醇解反应 酯和醇在酸或碱的存在下相互作用，生成新的酯和新的醇的反应称为酯的醇解反应，又称为酯的交换反应。

$$R-\overset{\overset{O}{\|}}{C}-OR' + R''-OH \xrightarrow{NaOH} R-\overset{\overset{O}{\|}}{C}-OR'' + R'-OH$$

3. 氨解反应 酯与氨作用生成酰胺和醇的反应，称为酯的氨解反应。

$$R-\overset{\overset{O}{\|}}{C}-OR' + NH_3 \rightleftharpoons \xrightarrow{NaOH} R-\overset{\overset{O}{\|}}{C}-NH_2 + R'-OH$$

三、常见的酯

1. 乙酸乙酯（$CH_3COOCH_2CH_3$） 又称醋酸乙酯。纯净的乙酸乙酯是无色透明有芳香气味的液体。用于医药、有机酸等产品的生产；作为香料原料，用于菠萝、香蕉、草莓等水果香精和威士忌、奶油等香料的主要原料用作溶剂，以及用于染料和一些医药中间体的合成。

2. 乙酰乙酸乙酯（$CH_3COCH_2COOC_2H_5$） 是具有芳香气味的无色液体，沸腾时有分解现象，在减压下才能蒸馏。乙酰乙酸乙酯是一种重要的有机原料，在医药上用于合成氨基吡啶、维生素 B 等，亦用于偶氮黄色染料的制备。

乙酰乙酸乙酯是以酮式和烯醇式互变异构体所组成的动态平衡体系。用实验方法可以证明上述异构体存在，在乙酰乙酸乙酯中加入羰基试剂 2,4-二硝基苯肼溶液，可生成橙色的苯腙沉淀，表明有酮式结构。在乙酰乙酸乙酯中加入 $FeCl_3$ 试液呈紫色，表明有烯醇式结构存在。

3. 甲基丙烯酸甲酯[$CH_2=C(CH_3)COOCH_3$] 又称为异丁烯酸甲酯。无色易挥发液体，并具有强辣味，是有机玻璃单体。用于制造其他树脂、塑料、涂料、黏合剂、润滑剂。

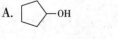

目标检测

一、单项选择题

1. 醇、酚、醚都是烃的（　　）
   A. 同素异形体　　　B. 同分异构体　　　C. 同系物　　　　D. 含氧衍生物

2. 下列物质不属于醇的是（　　）

   A. ⬡—OH

   B. ⬡—CH₂OH

   C. ⬡（CH₃ / OH）

   D. ⬡—OH

3. 临床上作外用消毒剂的乙醇浓度为（　　）

A. 25% ~ 35%　　　　B. 75%　　　　　C. 95%　　　　　D. 99.5%

4. 丙三醇的俗名是（　　　）

　　A. 木醇　　　　　　B. 甘露醇　　　　　C. 肌醇　　　　　D. 甘油

5. 甲酚又称为（　　　）

　　A. 石炭酸　　　　　B. 电石　　　　　　C. 煤酚　　　　　D. 草酸

6. 醚的官能团是（　　　）

　　A. 羟基　　　　　　B. 醇羟基　　　　　C. 酚羟基　　　　D. 醚键

7. 下列各组物质，属于羰基化合物的是（　　　）

　　A. 苯甲醛与甲醇　　B. 乙醛与丁酮　　　C. 乙醇与苯酚　　D. 乙酸与丙酮

8. 检查糖尿病患者尿液中的丙酮，可采用的试剂是（　　　）

　　A. 斐林试剂　　　　B. 希夫试剂

　　C. 新制氢氧化铜　　D. 亚硝酰铁氰化钠溶液和氢氧化钠溶液

9. 羧酸在结构上含有（　　　）

　　A. —CHO　　　　　B. $\diagup_{\diagdown}C=O$　　　C. —COOH　　　　D. —OH

10. 酯的水解产物是（　　　）

　　A. 羧酸和醇　　　　B. 羧酸和醛　　　　C. 羧酸和醚　　　D. 羧酸和酮

二、多项选择题

1. 下列有机化合物属于醇的是（　　　）

　　A. 饱和烃分子中的氢原子被羟基取代后的化合物

　　B. 脂环烃分子中的氢原子被羟基取代后的化合物

　　C. 芳环上的氢原子被羟基取代后的化合物

　　D. 芳环侧链上的氢原子被羟基取代后的化合物

2. 2-丙醇发生脱水反应时，产物有（　　　）

　　A. 丙烯　　　　　　B. 异丙醚　　　　　C. 丙炔　　　　　D. 丙烷

3. 下列可以用来区别苄醇和苯酚的试剂是（　　　）

　　A. 金属钠　　　　　B. 三氯化铁溶液　　C. 氢氧化铜　　　D. 溴水

4. 下列属于羧酸的有机物是（　　　）

　　A. 醋酸　　　　　　B. 草酸　　　　　　C. 安息香酸　　　D. 石炭酸

5. 下列物质能发生酯化反应的是（　　　）

　　A. 乙醇　　　　　　B. 乙酸　　　　　　C. 乙醛　　　　　D. 乙醚

三、思考题

1. 命名下列化合物或写出结构简式

（1）CH_3CHOH 下标 CH_3　　　（2）苯环 CH_3 OH　　　（3）$CH_3CH—CH—C—H$，下 CH_3 CH_3，上 O

（4）乙醇　　（5）甘油　　（6）乙醚　　（7）苯甲醛　　（8）丙酮

2. 用化学方法鉴别下列各组化合物

（1）乙醇和甘油　　（2）苯酚、苯甲醛和丙酮

3. 什么是福尔马林？有何用途？

（王世芳　李慧）

书网融合……

　🅔微课　　　📄单元小结　　　📄自测题

第八单元　生命中的重要有机物 ⊙微课

PPT

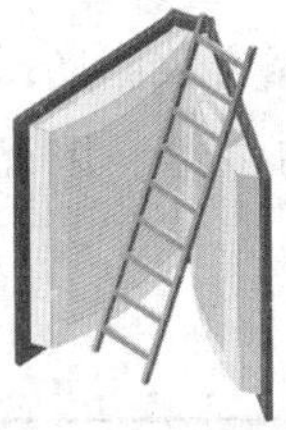

【学习目标】

1. **掌握**　油脂、糖类和蛋白质的组成及常见糖类与蛋白质的鉴别方法。
2. **熟悉**　油脂、糖类和蛋白质的结构和性质。
3. **了解**　油脂、糖类和蛋白质在生命中的重要作用。

☕ 案例分析

　　一天早上，小李和小王来到学校餐厅吃早餐，有面包、牛奶、鸡蛋以及肉类等各式美食。小李和小王既想"吃好"，还要"吃得健康、吃得营养"。作为一名护理工作从业者，我们知道在我们的食物中含有哪些基本营养物质吗？这些物质在生物体内有什么重要作用吗？

问题

1. 找出食物中的常见有机物质。
2. 写出其代表性物质的结构简式。
3. 利用网络，搜索这些重要有机物对人体健康的影响。

第一节　油　脂

一、油脂的组成和结构

　　油脂是特殊结构的酯类化合物，是油和脂肪的总称。室温下呈液态的称为油，如花生油、菜籽油、玉米油、豆油、稻米油、葵花籽油、芝麻油等（椰子油常温下为固体）；通常来源于植物。室温下呈固态的称为脂肪，如猪脂、牛脂、羊脂（习惯也成为猪油、牛油、羊油）；通常来源于动物。油脂是动植物体的重要成分。

　　从化学结构和组成上看，油脂的主要成分是一分子甘油和三分子高级脂肪酸所形成的酯，称为三酰甘油（或甘油三醇）。单脂酰甘油和二脂酰甘油在自然界也存在，但含量很少。组成油脂的三分子高级脂肪酸可以相同也可以不相同。有相同脂肪酸组成的油脂称为单三酰甘油（或单甘油酯）。由不同脂肪酸组成的油脂称为混合三脂酰甘油（或混甘油酯）。其结构通式如下：

$$
\begin{array}{ll}
\text{CH}_2\text{OCOR} & \text{CH}_2\text{OCOR} \\
| & | \\
\text{CHOCOR} & \text{CHOCOR}' \\
| & | \\
\text{CH}_2\text{OCOR} & \text{CH}_2\text{OCOR}''
\end{array}
$$

组成油脂的脂肪酸种类很多，但绝大多数是偶数碳原子的直链羧酸，这些高级脂肪酸可以是饱和的，也可以是不饱和的。含有较多不饱和脂肪酸成分的油脂，常温下呈液态；含有较多饱和脂肪酸成分的油脂，常温下呈固态。

多数脂肪酸在人体内可以通过代谢合成，只有亚油酸、亚麻酸等少数脂肪酸在人体内不能合成，它们又是营养上不可缺少的脂肪酸，必须要由食物供给，因而成为"必需脂肪酸"。表 8 – 1 列出了油脂的常见脂肪酸。

表 8 – 1　油脂中常见的脂肪酸

分类	俗名	系统名称	结构式
饱和脂肪酸	软脂酸	十六酸	$CH_3(CH_2)_{14}COOH$
	硬脂酸	十八酸	$CH_3(CH_2)_{16}COOH$
不饱和脂肪酸	油酸	9 – 十八烯酸	$CH_3(CH_2)_7CH=CH(CH_2)_7COOH$
	*亚油酸	9,12 – 十八碳二烯酸	$CH=CH(CH_2)_7COOH$ / CH_2 / $CH=CH(CH_2)_7CH_3$
	*亚麻酸	9,12,15 – 十八碳三烯酸	$CH_2CH=CH(CH_2)_7COOH$ / $CH=CHCH_2CH=CHCH_2CH_3$
	*花生四烯酸	5,8,11,14 – 二十碳四烯酸	$CHCH_2CH=CH(CH_2)_3COOH$ / $CHCH_2CH=CHCH_2CH=CH(CH_2)_4CH_3$

*代表必需脂肪酸。

二、油脂的性质

（一）物理性质

纯净的油脂无色、无臭、无味。油脂都比水轻，相对密度比水小，不溶于水，易溶于苯、乙醚、三氯甲烷、丙酮等有机溶剂。油脂的熔点和沸点与组成甘油酯的脂肪酸的结构有关，脂肪酸的链越长、越饱和，油脂的熔点就越高；脂肪酸的链越短、越不饱和，油脂的熔点就越低。由于天然油脂都是混合物，所以没有恒定的沸点和熔点。

（二）化学性质

1. 水解　油脂在酸、碱的作用下都能发生水解反应，生成甘油和三分子脂肪酸。

$$
\begin{array}{l}
\text{CH}_2\text{OCOR} \\
| \\
\text{CHOCOR}' \quad + 3\text{H}_2\text{O} \xrightleftharpoons{\text{H}^+\text{或酶}} \\
| \\
\text{CH}_2\text{OCOR}''
\end{array}
\qquad
\begin{array}{l}
\text{CH}_2\text{OH} \\
| \\
\text{CHOH} \quad + \\
| \\
\text{CH}_2\text{OH}
\end{array}
\qquad
\begin{array}{l}
\text{RCOOH} \\
\text{R}'\text{COOH} \\
\text{R}''\text{COOH}
\end{array}
$$

油脂在酸性条件下水解反应是可逆反应，在碱性（氢氧化钠或氢氧化钾）条件下水解反应是不可逆反应，生成脂肪酸的钠盐（或钾盐）和甘油，这种高级脂肪酸盐通常称为肥皂。因此把油脂放在碱性溶液中水解的反应称为皂化反应。

$$
\begin{array}{l}
CH_2O-\overset{\overset{\textstyle O}{\|}}{C}-R \\[4pt]
\quad\;\;\overset{\overset{\textstyle O}{\|}}{} \\[-2pt]
CHO-\overset{\overset{\textstyle O}{\|}}{C}-R' \quad +\;3NaOH\;\xrightarrow{\;\triangle\;}\;RCOONa+R'-COONa+R''-COONa\;+\;
\begin{array}{l} CH_2OH \\ | \\ CHOH \\ | \\ CH_2OH \end{array} \\[4pt]
CH_2O-\overset{\overset{\textstyle O}{\|}}{C}-R''
\end{array}
$$

高级脂肪酸钠，称为钠肥皂，就是常用的普通肥皂，脂肪酸钾就是医药上常用的软皂，由于软皂对人体组织、黏膜刺激性小医药上常用作灌肠剂或乳化剂。

油脂不仅在碱的作用下能被水解，在酸或某些酶的作用下，也同样能被水解，使1g油脂完全皂化所需要的氢氧化钾的毫克数称为皂化值。根据皂化值的大小，可以判断油脂中所含脂肪酸的平均相对分子质量大小。皂化值越大，脂肪酸的平均相对分子质量越小。

2. 加成　含不饱和脂肪酸的油脂，分子里的碳碳双键可以和氢、碘等加成。

（1）加氢　含不饱和脂肪酸较多的油脂，可以通过催化氢，使不饱和程度降低，液态的油就能转化为半固态或固态的脂肪。这种加氢反应称为油脂的硬化。当油脂含不饱和脂肪酸较多时，容易氧化变质。经氢化后的油脂不易被氧化，而且因熔点提高，有利于贮存和运输。

（2）加碘　不饱和脂肪酸甘油酯的碳碳双键也可以和碘发生加成反应。根据一定量油脂所能吸收碘的数量，可以判断油脂组成中脂肪酸的不饱和程度。一般把100g油脂所吸收碘的克数称为碘值。碘值大，表示油脂的不饱和度大。碘值是油脂分析的重要指标之一。

3. 酸败和酸值　油脂经长期贮存，逐渐变质，便会产生难闻的气味，这种变化称为油脂的酸败。引起油脂酸败的原因有两个：一是空气中的氧使油脂氧化生成过氧化物，再分解成低级醛、酮、酸等。二是微生物（酶）的作用，使油脂水解为甘油和游离的脂肪酸，脂肪酸再经微生物作用，进一步氧化和分解，生成一些有特殊气味的小分子化合物。在有水、光、热及微生物的条件下，油脂很容易发生这些反应。中和1g油脂中的脂肪酸所需要的氢氧化钾的毫克数称为油脂的酸值。酸值越大，说明油脂酸败程度越严重。

4. 干性　一些油脂在空气中可生成一层具有弹性而坚硬的固态薄膜，这种生成薄膜的现象称为油脂的干性，它是一系列氧化、聚合的结果。根据各种油脂干化的程度不同，可将油脂分为干性油（桐油、亚麻油），半干性油（向日葵油、棉籽油）及不干油（花生油）三类。油脂组成中含不饱和脂肪酸是干化的必要条件，而其中的双键称为共轭体系，油脂的干性更好。桐油的干性良好，是由于它所含的桐油酸（9,11,13－十八碳三烯酸）的三个双键是共轭的。

⇄ 知识链接

油脂的营养与人体健康

油脂的营养非常重要，参与人体各组织的组成，影响各种脂溶性维生素的吸收和代谢，在人体内起着很重要的生理作用。长期缺乏油脂，会引起生长停滞，上皮功能失常，伤口难以愈合，动脉硬化，皮肤病，坏血病，抗病能力减弱等病变，以及各种脂溶性维生素缺乏症。因此，人类必须摄入一定数量的油脂维持人体健康。胆固醇摄入过多会引起肥胖、高血脂、动脉粥样硬化等多种慢性疾病。而食物是人体胆固醇的一个重要来源，尤其是食用的动物油。

在日常生活中，我国居民的烹调油主要有植物油和动物油两种。很多人以为，动物油含太多饱和脂肪酸，吃了有害无益。其实，饱和脂肪酸不是完全不能吃，只是不能多吃。毕竟，饱和脂肪酸除了给人体提供能量以外，还可以保护皮肤健康和提供能量；只不过，动物油中含较多的胆固醇，对人体健康是不利的。中老年人或有动脉粥样硬化、高血压、冠心病、糖尿病、肝炎的患者，更应少吃动物油，宜选择以不饱和脂肪酸为主的植物油。如玉米油、葵花籽油等。从而减少胆固醇被人体摄入，有助于控制体内胆固醇水平。

第二节 糖 类

糖类是自然界中广泛分布的一类重要的有机化合物，与人类的生活密切相关，是人体所需七大营养素之一。糖是供给人体能量的最主要、最经济的来源。它在体内可迅速氧化及时提供能量。1 克糖可产生 16.7kJ（4kcal）能量。脑组织、心肌和骨骼肌的活动需要靠糖提供能量。糖是细胞膜的糖蛋白、神经组织的糖脂以及传递遗传信息的脱氧核糖核酸（DNA）的重要组成成分。人体血液中的葡萄糖、日常食用的蔗糖、粮食中的淀粉、植物体中的纤维素等均属糖类。在医药上，50g/L 的葡萄糖溶液是临床上输液常用的等渗溶液。本节介绍的知识将帮助我们进一步了解糖类化合物的性质和应用。

糖类化合物由 C、H、O 三种元素组成，大部分糖类化合物分子中氢原子和氧原子的数目是 2:1，与水中氢和氧的原子比例一致，所以曾经把糖类化合物称为"碳水化合物"，组成通式为 $C_m(H_2O)_n$。但是后来的结构研究发现，有些糖类物质如鼠李糖（$C_6H_{12}O_5$）、脱氧核糖（$C_5H_{10}O_4$），其分子中氢原子和氧原子数目比不等于 2:1，不符合"碳水化合物"组成通式；而有些不具有糖类性质的化合物如醋酸（$C_2H_4O_2$）、乳酸（$C_3H_6O_3$）其分子组成却符合 $C_m(H_2O)_n$。因此，把糖称为"碳水化合物"是不够确切的，但由于习惯，这一名称现在仍然使用。

糖类是多羟基醛、多羟基酮及其脱水缩合物，根据水解情况可分为三类：单糖、双糖、多糖。单糖是不能水解的糖；双糖是能水解生成两分子单糖的糖；多糖是能水解生成若干单糖的糖。根据分子结构，单糖可分为两大类：醛糖和酮糖。含有醛基的单糖叫醛糖，如葡萄糖、核糖、脱氧核糖等。含有酮基的单糖叫酮糖，如果糖。

一、单糖

单糖是最简单的糖，易溶于水，可直接被人体吸收利用。最常见的单糖有葡萄糖、果糖、核糖、脱氧核糖和半乳糖。

（一）常见的单糖

1. 葡萄糖　葡萄糖分子式为 $C_6H_{12}O_6$，是自然界分布最广的单糖，因在葡萄中含量丰富，所以称为葡萄糖。葡萄糖为白色结晶性粉末，熔点为 146℃，易溶于水，微溶于乙醇，甜度为蔗糖的 60%。工业上用淀粉水解来制取葡萄糖。

人体血液中的葡萄糖称为血糖，是人体所需能量的主要来源，中枢神经系统几乎全部依赖血糖提供能量。正常人血糖浓度为 3.9～6.1mmol/L，保持血糖浓度的恒定具有重要的生理意义。葡萄糖具有强心、利尿和解毒作用，在医学上主要用作注射用营养剂，其浓度为 50g/L。

2. 果糖　果糖分子式为 $C_6H_{12}O_6$，广泛分布于水果和蜂蜜中，是最甜的一种单糖。果糖是白色晶体或结晶性粉末，熔点为 102℃，易溶于水，可溶于乙醇。

人体内果糖也能与磷酸形成酯，如果糖－6－磷酸酯和果糖－1,6－二磷酸酯，是体内糖代谢的中间产物，在糖代谢过程中有着重要作用。果糖－1,6－二磷酸酯还是一种高能营养性药物，有增强细胞活力和保护细胞的功能，可作为心肌梗死及各类休克的辅助药物。含有 42% 果糖和 58% 葡萄糖的混合物称为果葡糖浆或高果糖浆，它是用淀粉作原料生产出来的，成本低，且具有天然蜂蜜的香味，在食品工业中有着广泛用途。

3. 核糖和脱氧核糖　核糖的分子为 $C_5H_{10}O_5$，脱氧核糖的分子式为 $C_5H_{10}O_4$，它们是生物体内重要的戊醛糖，均为结晶固体。核糖和脱氧核糖在自然界中均不以游离态存在，常与磷酸和一些有机含氮杂环结合而存在于核蛋白中，是组成核糖核酸（RNA）和脱氧核糖核酸（DNA）的重要成分，在细胞中起遗传作用，与生命现象有着密切联系。

4. 半乳糖　半乳糖的分子式为 $C_6H_{12}O_6$，是乳糖、琼脂、树胶等的组成成分。半乳糖为无色结晶，熔点为 165～166℃，能溶于水和乙醇。

奶和乳制品含有的乳糖是饮食中半乳糖的主要来源。半乳糖通过转化为葡萄糖－1－磷酸为细胞代谢提供能量，但是体内某些酶的缺失可引起血液中半乳糖水平升高，即半乳糖血症。

（二）单糖的主要化学性质

1. 氧化反应　单糖都能被碱性的弱氧化剂如托伦试剂、斐林试剂和班氏试剂所氧化，说明单糖具有较强的还原性。具有还原性能，与托伦试剂、斐林试剂、班氏试剂反应的糖称为还原性糖，反之称为非还原性糖。所有单糖都是还原性糖。

（1）与托伦试剂反应　在洁净的大试管里加入 2ml 硝酸银溶液，加入一滴 NaOH 溶液（有沉淀生成），再慢慢加入氨水，直到生成的氧化银沉淀恰好溶解为止，即得托伦试剂，其主要成分是 $[Ag(NH_3)_2]OH$。单糖可与托伦试剂反应生成银单质沉淀。

$$单糖 + [Ag(NH_3)_2]OH \xrightarrow[\triangle]{OH^-} Ag\downarrow + 复杂的氧化产物$$

（2）与斐林试剂或班氏试剂反应　单糖可以和斐林试剂或班氏试剂反应，生成砖红色的氧化亚铜沉淀。

斐林试剂：由斐林 A 和斐林 B 两种溶液，使用时等体积混合。

班氏试剂：由硫酸铜、碳酸钠和柠檬酸钠配制成的蓝色溶液，可存放备用，不需临时配制。

$$单糖 + Cu^{2+}（配离子）\xrightarrow[\triangle]{OH^-} Cu_2O\downarrow + 复杂的氧化产物$$

斐林试剂和班氏试剂与葡萄糖反应都生成 Cu_2O 砖红色沉淀。临床上常用班氏试剂来检验糖尿病患者的尿液中是否含有葡萄糖，并根据产生的 Cu_2O 沉淀的颜色深浅以及量的多少来判断葡萄糖的含量。

（3）醛糖与溴水反应　醛糖可在酸性条件下被溴水氧化为糖酸，溴水褪色，酮糖则不被氧化，可以此来区分醛糖和酮糖。

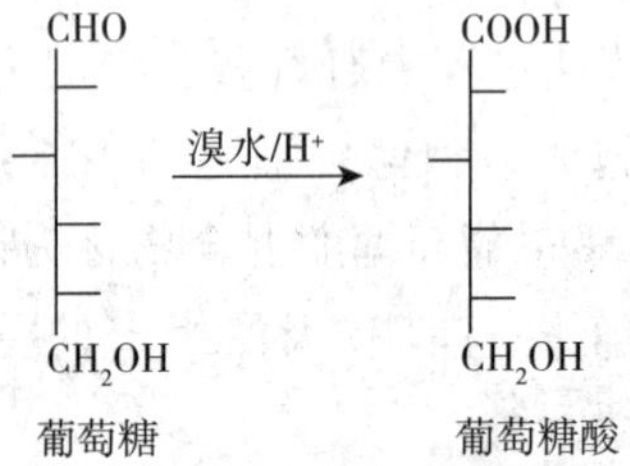

葡萄糖酸系列产品是食品、医药等产业用途极为广泛的一种产品，在人体新陈代谢中起着重要作用，如葡萄糖酸钾、葡萄糖酸钠、葡萄糖酸钙、葡萄糖酸锌等作为人体营养强化剂及药用补充剂，均有很好的治疗效果。

在体内酶催化下，葡萄糖的伯醇羟基可以被氧化为羧基，生成葡萄糖醛酸。葡萄糖醛酸能与肝、胆中的有毒物质如醇、酚等结合成无毒化合物，随尿排出体外，因此葡萄糖醛酸是体内重要的解毒物质。

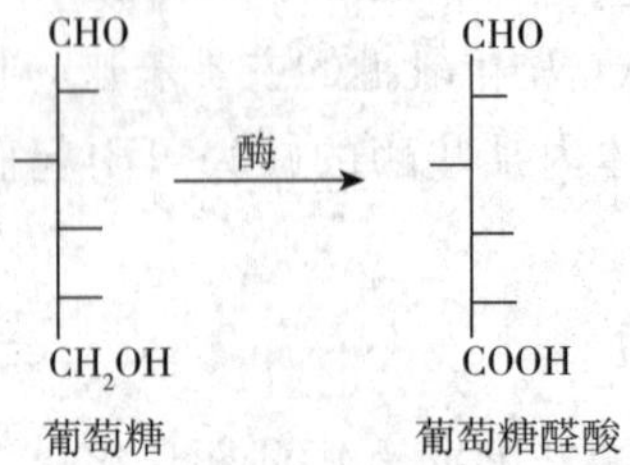

2. 成酯反应 单糖分子中的多个羟基都可以被酯化。例如,人体内的葡萄糖在体内酶的作用下可与磷酸作用生成葡萄糖–1–磷酸酯(俗称 1–磷酸葡萄糖)、葡萄糖–6–磷酸酯(俗称 6–磷酸葡萄糖)。

糖在体内的代谢过程中,首先要经过磷酸酯化,然后才能进行一系列的化学反应。例如,1–磷酸葡萄糖是体内合成糖原的原料,同时也是糖原在体内分解的最初产物。因此,糖的磷酸酯化是体内糖原储存和分解的基本步骤之一,在生命过程中具有很重要的意义。

3. 颜色反应 糖能与某些试剂发生特殊的颜色反应,常用于糖类物质的鉴别。

(1)莫立许反应 浓硫酸作脱水剂,用 α–萘酚作显色剂,生成紫色缩合物。具体操作是:在糖的水溶液中加入 α–萘酚的乙醇溶液,然后沿容器壁慢慢加入浓硫酸,不得振摇,使浓硫酸沉到底部,在浓硫酸和糖溶液的交界面很快出现紫色环,这就是莫立许反应。所有糖,包括单糖、双糖和多糖,都能发生此反应,而且反应很灵敏,常用于糖类物质的鉴别。

(2)塞利凡诺夫反应 用盐酸作脱水剂,用间苯二酚作显色剂,生成鲜红色缩合物。间苯二酚的盐酸溶液称为塞利凡诺夫试剂。具体操作是:在酮糖(游离酮糖或双糖分子中的酮糖)的溶液中,加入塞利凡诺夫试剂,加热,很快出现红色。在相同条件下,醛糖缓慢显现淡红色,或观察不到变化。所以,可用此反应来鉴别酮糖和醛糖。

二、双糖

双糖是由两分子单糖脱去一分子水缩合而成的糖,广泛存在于自然界,易溶于水。它需要分解成单糖才能被身体吸收。最常见的双糖是麦芽糖、蔗糖和乳糖。

(一)麦芽糖

麦芽糖是淀粉在淀粉酶的作用下水解的中间产物,主要存在于麦芽中。米饭、馒头在嘴里慢慢咀嚼会有甜味,就是因为唾液里有唾液淀粉酶,把淀粉水解成麦芽糖,所以觉得甜。

麦芽糖为白色晶体,易溶于水,甜度约为蔗糖的 70%。

1. 麦芽糖的制法

$$淀粉 + nH_2O \xrightarrow{\text{淀粉酶}} 麦芽糖$$

2. 麦芽糖的性质 麦芽糖具有还原性,是还原性双糖,能和托伦试剂、斐林试剂、班氏试剂反应,也能发生水解反应。在酸或酶的作用下,1 分子麦芽糖可水解生成 2 分子葡萄糖。

$$C_{12}H_{22}O_{11} + H_2O \xrightarrow{H^+ \text{ 或酶}} 2C_6H_{12}O_6$$
麦芽糖   葡萄糖

3. 用途 麦芽糖有营养价值,可作糖果,是市售饴糖的主要成分,还可用作细菌的培养基。

(二)蔗糖

蔗糖就是普通的食用糖,是自然界中分布最广的双糖,主要来源于南方的甘蔗和北方的甜菜中。因此,蔗糖又名甜菜糖。蔗糖为白色晶体,熔点186℃,甜度仅次于果糖,易溶于水而难溶于乙醇。蔗糖是由甘蔗或甜菜压榨成汁,然后把汁浓缩结晶而得到的。

1. 蔗糖的性质 蔗糖为非还原性双糖,不能被托伦试剂、斐林试剂、班氏试剂氧化。蔗糖在酸或转化酶的作用下,可发生水解反应,水解生成等量的葡萄糖和果糖的混合物,常将蔗糖的水解反应称为蔗糖的转化,水解产物称为转化糖。蜂蜜中大部分是转化糖。

$$\text{蔗糖} + H_2O \xrightarrow{\text{酸或酶}} \text{葡萄糖} + \text{果糖}$$

2. 用途 蔗糖主要供食用,在医药上主要用作矫味剂和配制糖浆。蔗糖高浓度时能抑制细菌生长,因此又可作食品、药品的防腐剂和抗氧剂。将蔗糖加热到200℃以上,可得到褐色焦糖,常用作饮料和食品的着色剂。

(三)乳糖

乳糖存在哺乳动物的乳汁中,牛、羊乳汁中含乳糖4%~5%,人乳中含乳糖6%~7%。乳糖是白色结晶性粉末,甜度是蔗糖的70%左右。乳糖是双糖中水溶性较小的一种,且吸湿性很小。工业上乳糖可从乳酪的副产品乳清中得到。

1. 乳糖的性质 乳糖具有还原性,是还原性双糖,能和托伦试剂、斐林试剂、班氏试剂反应,也能发生水解反应。

$$C_{12}H_{22}O_{11} + H_2O \xrightarrow{H^+ \text{ 或酶}} C_6H_{12}O_6 + C_6H_{12}O_6$$
乳糖   半乳糖   葡萄糖

2. 乳糖的用途 在食品工业中,乳糖用于婴儿食品及炼乳中;在医药上,用作散剂和片剂的填充剂。

三、多糖

多糖是天然高分子化合物,由成千上万个单糖分子之间脱水缩合而成,相对分子质量几万甚至更多。常见的多糖主要有淀粉、糖原、右旋糖酐、纤维素等,它们都是由葡萄糖分子脱水缩合而成。

多糖具有重要的生理功能,与生命现象密切相关。如淀粉和糖原是植物和动物体内葡萄糖的储存形式;纤维素是植物体的骨架;许多酶和激素的作用也与其所含的糖有关；人参、黄芪、灵芝、银耳、香菇中含有的多糖具有抗肿瘤、增强免疫、降血脂、降血糖、抗肝炎、抗衰老等广泛的生物活性。

（一）淀粉

淀粉是绿色植物光合作用的产物，是无味的白色粉末，是人类最主要的食物之一，广泛存在于植物的茎、块根和种子中，是植物储存的养分。大米中含淀粉为 75% ~ 80%，小麦中含淀粉为 60% ~ 65%，玉米中含淀粉约为 65%。

淀粉是由葡萄糖脱水缩合而成的多糖。根据结构不同，淀粉分为直链淀粉和支链淀粉。

淀粉用热水处理后，可溶解部分为直链淀粉，又称为糖淀粉或可溶性淀粉。不溶而膨胀的部分为支链淀粉，又称为胶淀粉。一般淀粉中含直链淀粉 10% ~ 30%，含支链淀粉 70% ~ 90%。

1. 直链淀粉 直链淀粉难溶于冷水，可溶于热水，由几百个或上千个葡萄糖结合而成。直链淀粉的多糖链很少有分支，但也不是直线型的，而是卷曲成有规则的螺旋状（图 8 - 1），这是由于分子内氢键的作用。每个螺旋圈含六个葡萄糖单位。

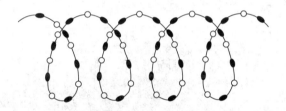

图 8 - 1 直链淀粉结构示意图

直链淀粉溶液遇碘显深蓝色，加热后颜色消失，冷却后蓝色复现。这是因为直链淀粉的螺旋状结构存在空隙，恰好容纳碘分子进入，碘分子与淀粉作用生成蓝色配合物。利用这个性质，可以定性鉴别淀粉。

2. 支链淀粉 支链淀粉难溶于水，遇热水可膨胀成糊状。支链淀粉所含葡萄糖单位比直链淀粉多，一般有 1000 ~ 300000 个左右，相对分子质量也更大，有的可达几百万。支链淀粉的结构非常复杂，具有树枝形分支（图 8 - 2），它是由几十个葡萄糖结合成短的直链，此直链上又形成侧链，在侧链上又会出现另一个分支侧链，每一个支链平均含有约 15 ~ 18 个葡萄糖单位。支链淀粉遇碘显蓝紫色。

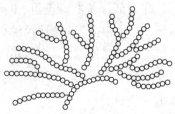

图 8 - 2 支链淀粉结构示意图

淀粉在酸或酶的作用下可逐步水解，先生成分子量比淀粉小的多糖（糊精），最终生成葡萄糖。

$$(C_6H_{10}O_5)_n \longrightarrow (C_6H_{10}O_5)_m \longrightarrow C_{12}H_{22}O_{11} \longrightarrow C_6H_{12}O_6$$

淀粉　　　　　　糊精　　　　　　麦芽糖　　　　葡萄糖

糊精是淀粉水解的中间产物，它是白色或淡黄色粉末，溶于冷水，有黏性，可作黏合剂。淀粉无明显药理作用，大量用作制取葡萄糖，在药物制剂中常作赋形剂、润滑剂等。

（二）糖原

糖原的结构与支链淀粉相似（图8-3），也是由葡萄糖结合而成，但其分支更多、更密。其相对分子质量在几百万至几千万之间。

糖原是在人和动物体内储存的一种多糖，又称动物淀粉或肝糖，主要储存于肝脏和骨骼肌中，分别称为肝糖原和肌糖原。肝糖原分解主要维持血糖浓度，当血糖浓度增高时，多余的葡萄糖就聚合成糖原储存于肝内；当血糖浓度降低时，肝糖原就会分解成葡萄糖进入血液，以保持血糖浓度正常，为各组织提供能量。肌糖原分解为肌肉自身收缩供给能量。

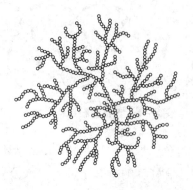

图8-3　糖原结构示意图

糖原是白色无定形粉末，可溶于热水而形成透明胶体溶液，遇碘显红色。

（三）右旋糖酐

右旋糖酐也是高分子多糖化合物，是白色无定形粉末，无臭、无味，易溶于水，常温时稳定，加热后逐渐变色或分解。临床上常用的有两种右旋糖酐。一种是平均相对分子质量约4万的右旋糖酐，称为低分子右旋糖酐，即右旋糖酐40；另一种是平均相对分子质量为7万的右旋糖酐，称为中分子右旋糖酐，即右旋糖酐70。右旋糖酐40有降低血液黏度、改善微循环和抗血栓的作用。右旋糖酐70是一种重要的血容量扩充剂，当丧失全血、血浆等而引起血容量不足时，可用右旋糖酐70补充。临床上作为血浆代用品，提高血液胶体渗透压。

（四）纤维素

纤维素是自然界中分布最广、含量最多的多糖，它是植物细胞壁的主要成分。木材中纤维素含量为50%～70%，棉花中高达90%以上。纯的纤维素用棉纤维获得，医用脱脂棉和纱布、实验用滤纸几乎是纯的纤维素制品。

纤维素是由几千至上万个葡萄糖结合而成的直链分子，无分支。纤维素分子链通过氢键相互扭合形成绳索状纤维素链（图8-4）。

图8-4　绳索状纤维素链结构示意图

纤维素是白色固体，不溶于水，韧性很强，在高温、高压下经酸水解的最终产物是葡萄糖。虽然纤维素和淀粉一样都是由葡萄糖组成，但由于人体内的淀粉酶只能水解淀粉而不能水解纤维素，因此，纤维素不能被人体消化吸收，不可直接作为人体的营养物质。但纤维素有刺激胃肠蠕动、抗肠癌、防止便秘、降低血清胆固醇等作用，所以食物中保持一定量的纤维素有益于人体健康。食草动物如牛、马、羊等胃中的微生物能分泌出水解纤维素的酶，将纤维素水解成葡萄糖，所以纤维素可作为食草动物的饲料。

纤维素及其衍生物的用途很广，在纺织、化工、国防、食品、医药等均有应用。在药物制剂中，纤维素可用作片剂的黏合剂、填充剂、崩解剂、润滑剂和赋形剂。临床上，纤维素可用作医用脱脂棉和纱布。

> **⇄ 知识链接**
>
> #### 生活中常见的糖
>
> 红糖、白糖、方糖、冰糖都是蔗糖。红糖是甘蔗经压榨取汁炼制而成的赤色结晶体，是原汁原味的蔗糖。有促进造血的功能，中医中药经常用到红糖。白糖和方糖是同一种，是红糖经洗涤、离心、脱色等工序制成的；冰糖则是白糖在一定条件下，通过重结晶后形成的大的块状晶体，有养阴生津、润肺止咳的作用。
>
> 透明质酸是由葡萄糖醛酸和N-乙酰氨基葡萄糖聚合而形成的酸性黏多糖，存在于眼球玻璃体、关节液、皮肤中，其主要功能是润滑关节、调节血管壁的通透性、阻滞微生物的入侵和毒性物质的扩散等。

第三节　蛋白质

蛋白质广泛存在于生物界，从人类到最简单的生物，主要的组成成分都是蛋白质。动物的皮肤、肌肉、毛发、蹄、角和酶、激素、血红蛋白、抗体等是由蛋白质构成的，植物的叶绿素、激素、酶等是由蛋白质构成的，细菌、病毒也是由蛋白质构成的。蛋白质还是与人类的生命活动密切相关的基础物质之一，如：酶在生物的新陈代谢过程中起催化作用，激素在代谢过程中起调节作用，血红蛋白运输氧气，细菌、病毒能引起疾病，抗体能够抵抗疾病等。总之，蛋白质是生命的物质基础，没有蛋白质就没有生命。

组成蛋白质的基本单位是氨基酸，要学习蛋白质的结构和性质，首先要学习氨基酸的结构和性质。

一、氨基酸

氨基酸在自然界中有 300 余种，氨基酸是羧酸分子中烃基上的氢原子被氨基取代后的化合物，分子中有氨基和羧基两种官能团。由于氨基和羧基的相对位置不同，可分为 α-氨基酸、β-氨基酸、γ-氨基酸等。其中 α-氨基酸是构成蛋白质的基本单位，所以这里仅学习 α-氨基酸。

（一）α-氨基酸的概念、结构和分类

1. α-氨基酸的概念 羧酸分子中的 α-氢原子被氨基所代替直接形成的化合物。

2. α-氨基酸的结构通式

$$R - \overset{\overset{\displaystyle NH_2}{|}}{\underset{\underset{\displaystyle H}{|}}{C}} - COOH$$

不同 α-氨基酸在于 R 不同（甘氨酸的 R 为 H），R 代表侧链基团。

3. α-氨基酸的分类 氨基酸的分类可按人体能否自己合成分为两种（表8-2）。

（1）必需氨基酸 指人体（或其他脊椎动物）不能合成或合成速度远不适应机体的需要，必须由食物蛋白供给，这些氨基酸称为必需氨基酸，包括赖氨酸、色氨酸、蛋氨酸、苏氨酸、异亮氨酸、亮氨酸和缬氨酸等8种。

（2）非必需氨基酸 指人（或其他脊椎动物）自己能由简单的前体合成，不需要从食物中获得的氨基酸。除了8种必需氨基酸外，其余12种为非必需氨基酸。

表8-2 重要 α-氨基酸

氨基酸名称	中文缩写	英文缩写	代号	结构式	等电点 pI
甘氨酸	甘	Gly	G	$CH_2 - COOH$，NH_2	5.97
丙氨酸	丙	Ala	A	$CH_3 - CH - COOH$，NH_2	6.00
*缬氨酸	缬	Val	V	CH_3、CH_3 $CH - CH - COOH$，NH_2	5.96

续表

氨基酸名称	中文缩写	英文缩写	代号	结构式	等电点 pI
*亮氨酸	亮	Leu	L	CH_3—CH—CH_2—CH—$COOH$（CH_3，NH_2）	5.98
*异亮氨酸	异亮	Ile	I	CH_3—CH_2—CH—CH—$COOH$（CH_3，NH_2）	6.02
*苯丙氨酸	苯丙	Phe	F	CH_2—CH—$COOH$（NH_2）	5.48
*色氨酸	色	Trp	W	CH_2—CH—$COOH$（NH_2）	5.89
*蛋氨酸	蛋	Met	M	CH_3—S—$(CH_2)_2$—CH—$COOH$（NH_2）	5.74
脯氨酸	脯	Pro	P	—$COOH$	6.30
丝氨酸	丝	Ser	S	CH_2—CH—$COOH$（OH，NH_2）	5.68
*苏氨酸	苏	Thr	T	CH_3—CH—CH—$COOH$（OH，NH_2）	5.60
酪氨酸	酪	Tyr	Y	HO—CH_2—CH—$COOH$（NH_2）	5.66
半胱氨酸	半	Cys	C	CH_2—CH—$COOH$（SH，NH_2）	5.07
天冬酰胺	天	Asn	N	NH_2—$\overset{O}{\overset{\|\|}{C}}$—$CH_2$—$CH$—$COOH$（$NH_2$）	5.41
谷氨酰胺	谷	Gln	Q	NH_2—$\overset{O}{\overset{\|\|}{C}}$—$CH_2CH_2$—$CH$—$COOH$（$NH_2$）	5.65

氨基酸名称	中文缩写	英文缩写	代号	结构式	等电点 pI
谷氨酸	谷	Glu	E	$HOOC-CH_2-CH_2-\overset{\displaystyle |}{\underset{\displaystyle NH_2}{CH}}-COOH$	3.22
天门冬氨酸	天	Asp	D	$HOOC-CH_2-\overset{\displaystyle |}{\underset{\displaystyle NH_2}{CH}}-COOH$	2.77
*赖氨酸	赖	Lys	K	$\overset{\displaystyle |}{\underset{\displaystyle NH_2}{CH_2}}-(CH_2)_3-\overset{\displaystyle |}{\underset{\displaystyle NH_2}{CH}}-COOH$	9.74
精氨酸	精	Arg	R	$H_2N-\overset{\displaystyle \|}{\underset{\displaystyle NH}{C}}-NH(CH_2)_3-\overset{\displaystyle |}{\underset{\displaystyle NH_2}{CH}}-COOH$	10.76
组氨酸	组	His	H	$CH_2-\overset{\displaystyle |}{\underset{\displaystyle NH_2}{CH}}-COOH$	7.59

注：*代表必需氨基酸。

（二）α-氨基酸的命名

α-氨基酸的命名可采用系统命名法，其方法与羟基酸一样，即以羧酸为母体，氨基作为取代基，氨基的位置既可以用阿拉伯数字表示，习惯上也可以用希腊字母 α 来表示，并写在氨基酸名称的前面。α-氨基酸也可以根据其来源或某些特性而采用俗名，例如天门冬氨酸来源于天门冬植物的幼苗；甘氨酸具有甜味等。有时还用中文或英文缩写符号表示。例如：

$$HOOCCH_2\overset{\displaystyle |}{\underset{\displaystyle NH_2}{C}}HCOOH \qquad\qquad CH_2-COOH$$
$$\qquad\qquad\qquad\qquad\qquad\qquad\qquad\quad \overset{\displaystyle |}{\underset{\displaystyle NH_2}{}}$$

α-氨基丁二酸或2-氨基丁二酸　　　　　　　α-氨基乙酸
（天门冬氨酸，天，Asp）　　　　　　　（甘氨酸，甘，Gly）

（三）α-氨基酸的性质

1. α-氨基酸的物理性质　α-氨基酸都是无色晶体。具有很高的熔点，熔化时会发生分解。一般能溶于水，也能溶于强酸或强碱溶液中，难溶于乙醚、苯等有机溶剂。

2. α-氨基酸的化学性质　α-氨基酸分子中既含有羧基又含有氨基，所以既具有羧基和氨基的典型性质，又具有羧基和氨基相互影响和相互作用而产生的一些特殊性质。

（1）羧基的反应

$$R-\underset{\underset{NH_2}{|}}{CH}-COOH \begin{cases} +NaOH \longrightarrow R-\underset{\underset{NH_2}{|}}{CH}-COONa+H_2O \quad （成盐反应）\\ \\ +R_1 \xrightarrow{H^+} R-\underset{\underset{NH_2}{|}}{CH}-COOR_1 \quad （成酯反应）\\ \\ \xrightarrow[\triangle]{Ba(OH)_2} RCH_2NH_2+CO_2\uparrow \quad （脱羧反应）\end{cases}$$

（2）氨基的反应

$$R-\underset{\underset{NH_2}{|}}{CH}-COOH \begin{cases} +HX \longrightarrow R-\underset{\underset{NH_3^+X^-}{|}}{CH}-COOH \quad （成盐反应）\\ \\ +HNO_2 \longrightarrow R-\underset{\underset{OH}{|}}{CH}-COOH+N_2\uparrow+H_2O \quad （与亚硝酸反应）\end{cases}$$

（3）两性电离和等电点　氨基酸既含有酸性的羧基（—COOH）又含有碱性的氨基（—NH₂）。氨基酸属于两性电解质，具有两性电离性质。氨基酸在溶液中解离既带正电荷又带负电荷的状态，称为两性离子。

$$R-\underset{\underset{NH_2}{|}}{CH}-COOH \rightleftharpoons R-\underset{\underset{NH_3^+}{|}}{CH}-COO^-$$

在一定 pH 的溶液中，氨基酸解离的程度及趋势相等，净电荷为零，在电场中，氨基酸既不向阴极也不向阳极移动，此时溶液的 pH 称为氨基酸的等电点，常用 pI 表示。氨基酸在水溶液中的状态随溶液酸碱性的变化表示如下：

$$\underset{\underset{\substack{（pH<pI）\\ 正离子}}{}}{R-\underset{\underset{NH_3^+}{|}}{CH}-COOH} \underset{OH^+}{\overset{OH^-}{\rightleftharpoons}} \underset{\underset{\substack{（pH=pI）\\ 两性离子}}{}}{R-\underset{\underset{NH_3^+}{|}}{\overset{\overset{R-\underset{\underset{NH_2}{|}}{CH}-COOH}{\updownarrow}}{CH}}-COO^-} \underset{OH^+}{\overset{OH^-}{\rightleftharpoons}} \underset{\underset{\substack{（pH>pI）\\ 负离子}}{}}{R-\underset{\underset{NH_2}{|}}{CH}-COO^-}$$

不同的氨基酸具有不同的等电点（表 8-2）。酸性氨基酸的等电点小于 4.0，碱性氨基酸的等电点大于 7.5，中性氨基酸的等电点不是 7，而是一般在 5.0～6.5 之间。

（4）成肽反应　一分子的 α-氨基酸的羧基与另一分子 α-氨基酸的氨基脱去一分子水生成一分子二肽，二肽还可以再和另一氨基酸的羧基或氨基脱水生成三肽、四肽、五肽，以及多肽。

$$H_2N-\underset{\underset{R_1}{|}}{CH}-\overset{\overset{O}{||}}{C}-OH+H-NH-\underset{\underset{R_2}{|}}{CH}-COOH \xrightarrow[\triangle]{-H_2O} H_2N-\underset{\underset{R_1}{|}}{CH}-\overset{\overset{O}{||}}{C}-\overset{\overset{H}{|}}{N}-\underset{\underset{R_2}{|}}{CH}-COOH$$

二肽

肽分子中的 $-\overset{\overset{O}{\|}}{C}-\overset{\overset{H}{|}}{N}-$ 称为肽键。多肽链中的每一个氨基酸单位通常叫做氨基酸残基。不论肽链有多长，肽链的一端总有未结合的氨基，叫做 N 端，通常写在肽链的左端；肽链的另一端总有未结合的羧基，叫做 C 端，通常写在肽链的右端，如谷胱甘肽。

$$H_2N-CH-CH_2-CH_2-\overset{\overset{O}{\|}}{C}-\overset{\overset{H}{|}}{N}-CH-\overset{\overset{O}{\|}}{C}-\overset{\overset{H}{|}}{N}-CH_2-COOH$$
（COOH 下方；CH₂SH 上方）

谷胱甘肽

由多种氨基酸分子按着不同的排列顺序以肽键相互结合，可以形成大小不同的多肽。例如，催产素（九肽）、抗利尿激素（九肽）、促甲状腺素释放激素（三肽）等。

（5）茚三酮反应　α-氨基酸与水合茚三酮共热，经一系列的反应，最终生成蓝紫色的化合物。

$$+\ H_2N-CH-COOH \longrightarrow \quad + RCHO + CO_2\uparrow + H_2O$$

该反应非常简便、灵敏，可根据生成的蓝紫色化合物颜色的深浅程度以及放出的 CO_2 的体积，定量测定氨基酸，同时也是鉴别 α-氨基酸的常用方法。

二、蛋白质

蛋白质分子是由很多个 α-氨基酸分子间以肽键形成的生物大分子物质。

（一）蛋白质的组成

蛋白质在酸、碱或蛋白酶作用下水解生成相对分子质量大小不等的肽和氨基酸，肽进一步水解也得到氨基酸，所以，氨基酸是组成蛋白质的基本单位。经过对多种蛋白质进行元素分析发现，虽然蛋白质的种类繁多，结构复杂，但是它们的组成元素并不多，主要由碳（50%～55%）、氢（6%～8%）、氧（19%～24%）、氮（13%～19%）及少量的硫（0～4%）组成。有的还含有微量的磷、铁、碘、锌、锰、钼等元素。由于大多数蛋白质的含氮量都近似为16%，因此在任何生物样品中，每克氮约相当于 $100/16 = 6.25$ g 蛋白质。6.25 称为蛋白质系数。只要测定出生物样品中的含氮量，就可以计算出其中蛋白质的大致含量。

每克样品中蛋白质的含量 = 每克样品的含氮量×6.25

（二）蛋白质的分类

蛋白质的种类很多，分类方法有多种，但主要有以下三种。

1. 按分子的形状不同分类

（1）纤维状蛋白质　其分子为长纤维形，不溶于水，如蚕丝的丝心蛋白、毛发和

~114~

指甲中的角蛋白、结缔组织的胶原蛋白和弹性蛋白等。

（2）球状蛋白质 其分子为球状或椭球状，一般为可溶性，有特异生物活性，如胰岛素、血红蛋白、酶、免疫球蛋白等。

2. 按化学组成分类

（1）单纯蛋白质 完全由α-氨基酸通过肽键结合而成的蛋白质，其水解的最终产物都是α-氨基酸。如清蛋白、球蛋白、组蛋白等。

（2）结合蛋白质 由单纯蛋白质和非蛋白质两部分结合而成，其非蛋白质部分通常称为辅基。根据辅基的不同，又可将其分为脂蛋白、核蛋白、糖蛋白、色蛋白等。

3. 按功能分类 各种蛋白质具有不同生物学功能，可将蛋白质分为起催化作用的叫酶，起调节作用的叫激素，起免疫作用的叫抗体，起构造作用的叫结构蛋白。

（三）蛋白质的结构

蛋白质分子是由许多氨基酸通过肽键相连形成的生物大分子。各种蛋白质分子中氨基酸的组成、排列顺序和肽链的立体结构都各不相同。蛋白质分子结构分为一级、二级、三级、四级结构四个层次。一级结构是蛋白质的基本结构，其后三层统称高级结构或空间构象。

1. 一级结构 通常是指蛋白质分子中氨基酸的连接方式和排列顺序。一级结构是蛋白质分子的基本结构。肽键是其基本结构键。蛋白质分子的一级结构研究最清楚的是胰岛素（图8-5）。

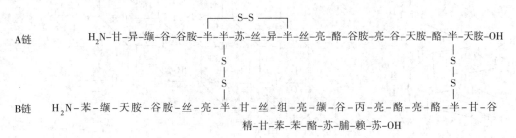

图8-5 人胰岛素的一级结构

它由两条链组成：A链有21个氨基酸残基，B链有30个氨基酸残基。A链与B链通过两个二硫键（两个半胱氨酸巯基脱氢氧化生成）相连。

2. 二级结构 指蛋白质分子中多肽主链原子的局部空间排列，不涉及氨基酸侧链的构象，二级结构的结构基础是肽键平面。肽键中的C、O、N、H四个原子和与它们相邻的两个α碳原子都处在同一个平面上，称肽键平面（图8-6）。

蛋白质的二级结构有以下几种基本形式（图8-7）。

（1）α-螺旋 是指多肽链中肽键平面通过α-碳原子的相对旋转，沿长轴方向按规律盘绕形成的紧密螺旋盘曲构象。

（2）β-折叠 是一种比较伸展、呈锯齿状的肽链结构。

（3）β-转角 是指多肽链常会出现180°的回折，在这种回折角处就是β-转角。

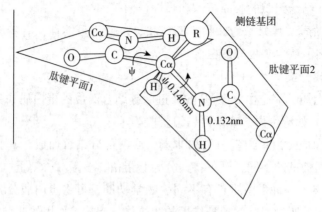

图 8 – 6   肽键平面

（4）不规则卷曲　此种结构为多肽链中除了以上几种比较规则的构象外，没有确定规律性的那部分肽链构象。

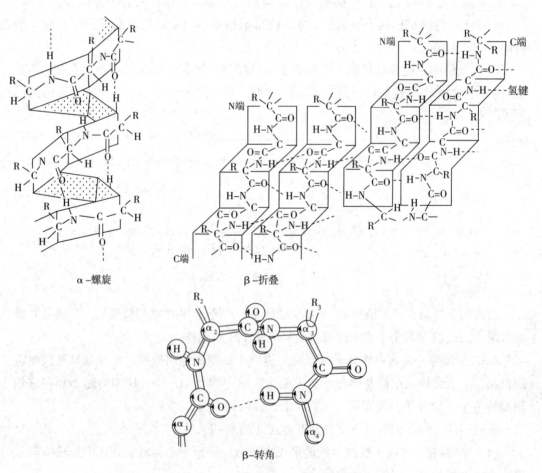

α–螺旋　　　　　　　β–折叠

β–转角

图 8 – 7   蛋白质的二级结构形式

3. 三级结构　三级结构是指整条多肽链中全部氨基酸残基的相对空间位置，包含了一条肽链中主链构象和侧链构象的全部内容。三级结构是蛋白质分子在二级结构的基础上进一步盘曲、折叠而形成的特定的三级结构（图8-8）。

4. 四级结构　蛋白质的四级结构是指蛋白质分子中各亚基（每条多肽链）之间的空间排布及相互接触关系（图8-9）。

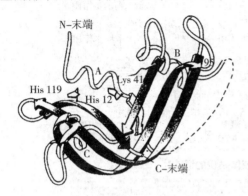

图8-8　牛胰核糖核酸酶的三级结构

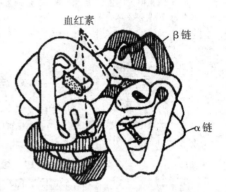

图8-9　血红蛋白分子的四级结构

（四）蛋白质的性质

蛋白质是由α-氨基酸组成，因此，其部分理化性质与氨基酸相似，例如，两性电离及等电点、呈色反应、紫外吸收等，但蛋白质又有部分性质不同于氨基酸，例如，沉淀、变性等。

1. 两性电离和等电点　与氨基酸相似，蛋白质也是两性物质。它们在溶液中的解离状态受溶液 pH 的影响。当溶液处于某一 pH，蛋白质分子不解离，或解离成阳离子和阴离子的趋势相等，即净电荷为零，此时溶液的 pH 称为该蛋白质的等电点（pI）。蛋白质在水溶液中的两性电离可用下式表示：

$$P\diagdown^{COOH}_{NH_2}$$

$$P\diagdown^{COO^-}_{NH_2} \underset{H^+}{\overset{OH^-}{\rightleftarrows}} P\diagdown^{COO^-}_{NH_3^+} \underset{OH^-}{\overset{H^+}{\rightleftarrows}} P\diagdown^{COOH}_{NH_3^+}$$

负离子　　　　　两性离子　　　　　正离子
（pH>pI）　　　（pH=pI）　　　　（pH<pI）

2. 沉淀　蛋白质是高分子化合物，其分子颗粒直径在 1～100nm 之间，属胶体粒子直径范围，因此蛋白质溶液具有胶体的性质，但比胶体溶液稳定，稳定的原因主要有两个，一是由于蛋白质分子在溶液中带有相同的电荷，相互排斥，不易凝聚；二是由于蛋白质的链上有多种亲水基团（如肽键、氨基、羧基、羟基等），可借助氢键与水分子结合，形成一层厚而密的水化膜。要使蛋白质从溶液中沉淀析出，必须除去水化膜，中和其电荷。

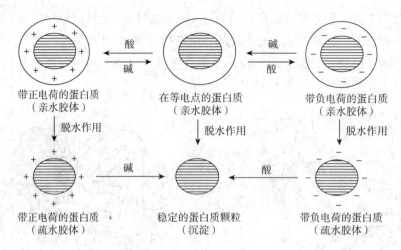

图 8 - 10 蛋白质胶体颗粒的沉淀

+与-分别代表正负电荷；颗粒外的空圈代表水化膜

使蛋白质从溶液中沉淀析出的方法主要有以下三种。

（1）**盐析** 向蛋白质溶液中加入电解质（如硫酸钠、硫酸铵等）溶液，蛋白质便从溶液中析出，这种作用称为盐析。其原因是加入电解质中和了蛋白质颗粒所带的电荷，破坏了蛋白质分子的水化膜。这一过程是一个可逆过程，在一定条件下，盐析出来的蛋白质仍可再溶于水，恢复原有的生理性质。蛋白质盐析所需盐的最小浓度称为盐析浓度。不同的蛋白质具有不同的盐析浓度，利用这一性质，采用逐渐加大盐浓度的方法，使同一溶液中的不同蛋白质从溶液中分段析出，达到分离的目的，这种操作方法称为分段盐析。

（2）**加入重金属盐** 蛋白质在其 pH 高于其等电点的溶液中带负电荷，因此可与 Hg^{2+}、Ag^+、Cu^{2+}、Pb^{2+} 等重金属离子结合，生成不溶性沉淀物质。蛋清与牛乳对重金属中毒的解毒作用，就是根据这一原理。

（3）**加入生物碱沉淀剂** 蛋白质在其 pH 低于其等电点的溶液中带正电荷，因此可与生物碱沉淀剂（如苦味酸、鞣酸、三氯乙酸、磷钨酸等）的酸根结合，生成不溶的蛋白质盐沉淀。在临床检验和生化实验中，常用这类试剂除去血液中干扰测定的蛋白质。

3. 变性 蛋白质在某些物理因素（如加热、高压、超声波、紫外线、X 射线等）和化学因素（如强碱、强酸、重金属盐、乙醇、苯酚等）影响下，分子的内部结构、理化性质和生物活性也随之改变，这种现象称为蛋白质的变性。变性后的蛋白质不仅丧失了原有的可溶性，也失去了原有的许多功能。蛋白质变性的原理已广泛应用于医学实践，如利用乙醇、加热、高压、紫外线杀菌消毒等。

4. 颜色反应

（1）**茚三酮反应** 在 pH 为 5～7 的溶液中，蛋白质分子中的 α-氨基酸能与茚三酮反应生成蓝紫色物质。此反应可用于蛋白质的定性、定量测定。

（2）双缩脲反应　蛋白质在碱性溶液中加热可与 Cu^{2+} 作用生成紫红色内络盐。此反应除用于蛋白质的定量测定外，由于氨基酸不呈现此反应，故还可用于检查蛋白质水解的程度。

> **知识链接**

蛋白质的食物来源

蛋白质的食物来源可分为植物性蛋白质和动物性蛋白质两大类。植物蛋白质中，谷类含蛋白质10%左右，蛋白质含量不算高，但由于谷类是人们的主食，所以仍然是膳食蛋白质的主要来源。豆类含有丰富的蛋白质，特别是大豆，含蛋白质高达36%~40%，氨基酸组成也比较合理，在体内的利用率较高，是植物蛋白质中非常好的蛋白质来源。蛋类含蛋白质11%~14%，是优质蛋白质的重要来源。奶类（牛奶）一般含蛋白质3.0%~3.5%，是婴幼儿蛋白质的最佳来源。肉类包括禽、畜和鱼的肌肉，新鲜肌肉含蛋白质15%~22%，肌肉蛋白质营养价值优于植物蛋白质，是人体蛋白质的重要来源。

蛋白质，尤其是动物蛋白摄入过多，对人体同样有害。①过多动物蛋白摄入的同时，必然摄入较多的动物脂肪和胆固醇。②蛋白质过多本身也会产生有害影响。正常情况下，人体不储存蛋白质，所以必须将过多的蛋白质脱氨分解，氮则由尿排出体外，这加重了代谢负担，而且这一过程需要大量水分，从而加重了肾脏的负荷，若肾功能本来不好，则危害就更大。③过多的动物蛋白摄入，造成含硫氨基酸摄入过多，加速骨骼中钙质的丢失，易产生骨质疏松。

目标检测

一、单项选择题

1. 1mol 油酯完全水解后能生成（　　）

  A. 1mol 甘油和 1mol 甘油二酯   B. 1mol 甘油和 1mol 脂肪酸

  C. 3mol 甘油和 1mol 脂肪酸   D. 1mol 甘油和 3mol 脂肪酸

2. 加热油脂与氢氧化钠溶液的混合物，可生成甘油和脂肪酸钠，这个反应称为油脂的（　　）

  A. 皂化   B. 酯化

  C. 氢化   D. 乳化

3. 下列物质能跟乙醇发生酯化反应的是（　　）

  A. 乙醚   B. 乙酸

  C. 丙酮   D. 苯酚

4. 下列属于不饱和脂肪酸的是（　　）

A. 硬脂酸   B. 软脂酸

C. 乳酸   D. 油酸

5. 可用于区分醛糖和酮糖的试剂是（　　）

    A. 托伦试剂   B. 斐林试剂

    C. 塞诺凡利夫试剂   D. 莫立许试剂

6. 血糖通常是指血液中的（　　）

    A. 果糖   B. 葡萄糖   C. 半乳糖   D. 糖原

7. 曾在临床上检验糖尿病患者尿糖的常用试剂是（　　）

    A. 班氏试剂   B. 托伦试剂   C. 溴水   D. 斐林试剂

8. 测得某蛋白质样品的氮含量为 0.4g，此样品约含蛋白质的质量是（　　）

    A. 2.50g   B. 2.00g   C. 5.00g   D. 3.50g

9. 维持蛋白质一级结构的基本结构键是（　　）

    A. 盐键   B. 氢键   C. 疏水键   D. 肽键

10. 能使血清白蛋白（pI 为 4.7）带正电荷的溶液，其 pH 为（　　）

    A. pH 等于 4.0   B. pH 等于 7.0

    C. pH 等于 5.0   D. pH 等于 6.0

二、多项选择题

1. 下列说法中正确的是（　　）

    A. 油脂是动植物体的重要成分

    B. 油脂在人体内氧化时能产生大量热能

    C. 油脂能促进人体对维生素 A、D、E、K 等的吸收

    D. 油脂在人体内不能水解

2. 下列氨基酸属于芳香族氨基酸的是（　　）

    A. 甘氨酸   B. 色氨酸

    C. 苯丙氨酸   D. 酪氨酸

3. 蔗糖的水解产物是（　　）

    A. 葡萄糖   B. 果糖

    C. 半乳糖   D. 核糖

4. 下列属于必需氨基酸的是（　　）

    A. 色氨酸   B. 蛋氨酸

    C. 苏氨酸   D. 亮氨酸

5. 蛋白质溶液的稳定因素是（　　）

    A. 蛋白质溶液有分子扩散现象

    B. 蛋白质分子表面带有水化膜和同种电荷

    C. 蛋白质分子带有电荷

    D. 蛋白质溶液黏度大

三、简答题

1. 什么叫血糖？正常人体血糖浓度是多少？说出葡萄糖在临床上的应用。

2. 常用的蛋白质沉淀的方法有哪些？使蛋白质变性的因素有哪些？

（夏振展）

书网融合……

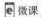 微课　　　　单元小结　　　　自测题

实验指导

实验一　化学实验基本知识

实验在化学学科的学习中有着重要的作用。通过实验，学生可以验证、巩固、提高和拓展课堂上所获取的知识，逐步掌握科学实验的基本方法，形成严谨求实、团结协作的科学作风，加深对化学的理解；同时获得独立思考，独立操作、观察记录、分析数据、归纳总结　撰写报告等多方面的能力。

进行化学实验必须要认真学习化学实验的相关规则，掌握化学实验的基本方法和基本知识。

一、化学实验规则

1. 实验前应明确实验目的和实验原理，熟悉实验内容与实验步骤，做好预习和准备工作。

2. 学生进入实验室必须身着工作服，必要时应穿戴工作手套和防尘鞋套。遵守实验室的各项规章制度，熟悉实验室环境和安全通道，检查实验所需的药品、仪器是否齐全。

3. 实验室应保持安静，操作时严格遵守操作规程，仔细观察积极思考，实事求是记录实验数据与现象。

4. 实验数据应记录在专用实验数据本，记录要真实准确，不得任意涂改。

5. 按规定量取用试剂，取用后要及时放回原试剂架，实验完毕后，试剂、仪器等要放回原处。公用试剂与仪器应在指定位置取用和使用。

6. 按照规定程序进行仪器操作，以防损坏仪器或发生事故。仪器使用后要及时登记，注意保护。

7. 实验操作结束后，应清理实验台面，清洗玻璃仪器，按照规定处理实验用品与废弃物。整理实验数据和实验记录，及时书写和提交实验报告。

8. 实验完成后，值日生进行实验室整理清扫，检查门、窗、水、电、煤气等是否关闭。

二、实验室注意事项及安全常识

（一）实验室注意事项

1. 实验室内严格遵守用电安全规范，电路改造需要专业人员进行操作，不得私拉乱接电线。使用电器时，应防止人体与电器导电部分直接接触，实验装置和设备必须连接地线。

2. 量取乙醇等易燃液体时，必须远离火源，酒精灯加乙醇，应熄灭酒精灯后用漏斗添加，酒精灯内乙醇体积不少于 1/4，不多于 2/3。酒精灯使用过程中必须有人员守护。加热易燃试剂应采用水浴、油浴或电热套，严禁明火直接加热。液体加热可能达到沸点时，应加入沸石（或碎瓷片），以防暴沸伤人。

3. 严禁在实验室内喝水、饮食和吸烟。

4. 要熟悉灭火器、砂桶等消防器具的使用，以及急救箱的放置地点和使用方法。水、电、煤气使用完毕，应立即关闭水源、煤气、电闸开关，点燃的火柴用后立即熄灭，不得乱丢。

5. 使用浓酸、浓碱等强腐蚀性物质时，切勿溅在皮肤和衣服上，稀释浓硫酸时，应严格按照操作程序进行。涉及有毒、异臭和强刺激性物质的操作时，必须在通风橱中进行操作。

6. 使用汞盐、砷化物、氰化物等剧毒药品时，并采取必要的防护措施。实验残余的毒物应采取适当的方法加以处理，切勿随意丢弃或倒入水槽。

7. 在胶塞或胶管中插入或拔出玻璃棒、玻璃管、温度计时，应有垫布，不可强行插入或拔出，切割玻璃管、玻璃棒，装配或拆卸玻璃仪器装置时，要防止玻璃突然破裂而造成刺伤。

8. 使用压缩气（钢瓶）时，瓶内气体与外部标志应一致，搬运及存放压缩气体钢瓶时，一定要将钢瓶上的安全帽旋紧，气瓶直立放置时要进行固定。开启压缩气体钢瓶的气门开关及减压阀时，应慢速逐渐打开，以免气流过急流出，发生危险。瓶内气体不得用尽，应保持一定剩余残压，否则将导致空气或其他气体进入钢瓶，再次充气时将影响气体的纯度，甚至发生危险。

9. 药品应与标签对应，禁止在容器内装与标签内容不相符的物质。

10. 在进行仪器操作中，如遇故障应立即报告老师，学生一律不得自行拆卸实验装置、仪器、电器，以防意外事故发生。

（二）实验室一般性伤害的应急措施

1. 玻璃割伤首先取出伤口中的残余玻璃，然后用医用过氧化氢溶液或蒸馏水洗净，涂上碘酊等，进行包扎或送医处理。

2. 不慎失火时，应立即关闭电源，打开窗户，迅速灭火，必要时电话报警。有机溶剂着火，可用湿抹布或砂扑灭，火势较大则用灭火器。电源着火，先切断电源，再用砂或灭火器灭火。

3. 试剂不慎溅入眼睛时，立即用生理盐水进行冲洗，酸性试剂可用稀碳酸氢钠溶液进行冲洗，碱性试剂可用硼酸溶液进行冲洗。受伤严重时要及时送医治疗。

4. 少量强酸溅到皮肤时，立即用大量的自来水冲洗，再用碳酸氢钠溶液（或稀氨水、肥皂水）进行涂抹；少量强碱溅到皮肤时，立即用大量的自来水冲洗，然后用硼酸溶液（或稀醋酸）进行涂抹；溴溅到皮肤，立即用大量的自来水冲洗，然后用乙醇擦至无溴液存在，再涂甘油或烫伤油膏。

5. 中毒的急救，首先尽快将患者从中毒物质区域移出，并尽量弄清致毒物质，以便协助医生排出中毒者体内的毒物。若中毒者呼吸停止、心脏停搏时，应立即施行人工呼吸、心脏复苏，直至医生到达或送到医院为止。

6. 如遇触电事故，立即切断电源，使触电者脱离电源，将触电者抬至空气新鲜处，仰面躺平，且确保气道通畅，必要时进行人工呼吸，再送医院救治。

三、试剂取用规则

试剂取用时，应按照规则程序进行，注意安全，避免污染，节约使用。

1. 固体试剂取用时，应使用洁净的药匙（有时需要纸槽）进行，用过的药匙必须洗净和擦干后才能使用，以免沾污试剂。

2. 液体试剂取用时，应使用量筒、量杯、烧杯、滴管等进行，要避免液体试剂相互污染，不能用同一量具连续取用不同试剂。标准溶液应直接加入滴定管中，不允许采用第三种容器转入。

3. 取试剂时，要核对试剂的标签，不可取错。试剂取用后立即盖好瓶塞，防止试剂被空气氧化等影响。

4. 试剂取用量应按实验规定的用量进行取用，没有说明用量时，一般按最少量取用。取出未用完的试剂不得倒回原瓶中，应倒入指定的回收容器内。

5. 所用或配制的各种试剂都必须贴上标签。一般标签上应注明试剂的名称、浓度、配制日期等信息。

四、实验报告

进行化学实验时，要按照实验操作步骤认真进行，准确客观地记录实验现象和数据，实验结束后及时对实验现象进行分析，对实验数据进行处理，认真书写实验报告。实验报告一般应包括以下内容。

1. 实验标题。包括实验题目、实验时间、实验地点、实验成员等信息。

2. 实验学习目标。一般体现知识、能力、素养三维目标。

3. 实验所用仪器与试剂。

4. 实验内容与步骤。若有必要也可体现实验原理。

5. 实验结论。需要将实验现象和数据进行处理，得出实验结果，若有必要应该体现对结果的讨论。

实验报告格式：

医护化学实验报告

序号：

班级		姓名		学号	
时间		地点			
实验题目					
实验目的					
仪器药品					
实验原理与步骤					
实验结论与讨论					

五、化学实验室常用仪器介绍

实验仪器	一般用途	注意事项
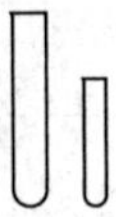 试管	1. 盛放少量固体或液体 2. 在常温或加热时，用作少量物质的反应容器	1. 可直接加热，加热时外壁要擦干，用试管夹夹住或用铁夹固定在铁架台上 2. 加热固体时，试管口略向下倾斜，固体平铺在试管底部，先使试管均匀受热，再集中加热 3. 盛取液体时容积不超过其容积的1/3 4. 加热后不能骤冷，防止炸裂
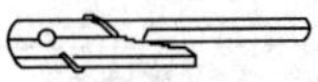 试管夹	用于夹持试管	1. 夹持试管时，试管夹应从试管底部套入，夹于距试管口 2~3cm 处 2. 防止烧损和腐蚀
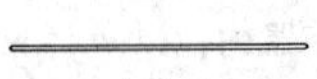 玻璃棒	1. 用于搅拌 2. 过滤，转移液体时引流 3. 蘸取少量固体或液体	1. 搅拌时不要太用力，以免搅破 2. 搅拌不要碰撞容器壁
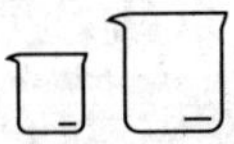 烧杯	1. 配制溶液 2. 可用作较多量涉及液体物质的反应容器	1. 加热时放置在石棉网上，使受热均匀 2. 加热液体时，液体量不超过容积的1/2 3. 溶解时要用玻璃棒搅拌
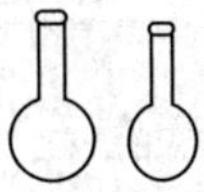 烧瓶	1. 用于较多液体参加的反应容器 2. 装配气体发生装置	1. 平底烧瓶一般不作加热仪器 2. 圆底烧瓶加热时要垫石棉网，并固定在铁架台上，防止骤冷

实验仪器	一般用途	注意事项
集气瓶	1. 收集或贮存少量气体 2. 进行有关气体的化学反应	不能用于加热，如果物质与气体是放热反应，集气瓶内应放点水或铺一层砂
表面皿	用于覆盖烧杯、漏斗等器皿	1. 不能用火直接加热 2. 不能做蒸发皿用 3. 直径要略大于所盖容器
蒸发皿	用于蒸发溶剂，浓缩溶液	1. 加热后不能骤冷，防止破裂 2. 蒸发溶液时不能超过容积的 2/3，加热过程中要不断用玻璃棒搅拌 3. 在蒸发、结晶过程中不可完全蒸干
酒精灯	用于加热	1. 不能在燃着酒精灯时添加乙醇，乙醇量不超其容积的 2/3，也不能少于 1/4 2. 严禁用燃着的酒精灯去点燃，用酒精灯的外焰加热物质 3. 熄灭时用灯帽盖灭 4. 不用时盖好灯帽，以免乙醇挥发
石棉网	使容器受热均匀	1. 根据需要选用适当大小的石棉网 2. 不能与水接触
胶头滴管	胶头滴管用于吸取或滴加少量液体	1. 滴加试剂时，管口应垂直向下，不能接触容器壁 2. 胶头滴管用过后应立即洗净
滴瓶	滴瓶用于盛放液体药品	1. 滴管与滴瓶配套使用 2. 不可长时间盛放酸和腐蚀橡胶制品的液体 3. 滴管不可倒放、横放，以免试剂腐蚀滴管 4. 滴液时，滴管不能放入容器内，以免污染滴管，损伤容器
药匙	用于取固体试剂	药匙用毕，需洗净干燥后再使用
研钵	用于研磨固体物质，使之成为粉末状	1. 不能加热，锤击或用力过猛 2. 固体物质的量不宜超过研钵容积的 1/3 3. 不能将易爆物质混合研磨

实验仪器	一般用途	注意事项
量筒	用于粗略量取一定体积的液体	1. 根据所需选用不同容量的量筒 2. 不能加热，不能用作反应容器
吸量管	用于准确量取一定体积的液体	1. 吸量管使用后，应洗净放在吸量管架上 2. 吸量管在使用时应与溶液一一对应，以免污染
容量瓶	用于准确配置一定浓度的溶液	1. 用前检查是否漏水，要在所标温度下使用 2. 加液体时用玻璃棒引流，定容时凹液面与刻度线相切，不可直接溶解溶质 3. 不能长期存放溶液，不能加热或配置热溶液
试剂瓶	广口瓶用于盛放固体药品，细口瓶用于盛放液体	1. 见光分解需避光保存的一般使用棕色瓶 2. 盛放强碱固体和液体时，应用橡胶塞或软木塞 3. 试剂瓶不能用于配置溶液，也不能用作反应容器 4. 不能加热，瓶塞不能互换
点滴板	做沉淀或显色点滴实验时用	1. 带色反应适于在白色点滴板上进行 2. 白色或浅色沉淀反应适于在黑色点滴板上进行 3. 试剂常用量为 2~3 滴
铁夹 铁圈 铁架台	1. 固定和支持各种仪器 2. 铁架台上铁圈放置漏斗进行过滤	1. 先要调节好铁圈、铁夹的距离和高度 2. 用铁夹夹持容器时不宜太紧

（李世杰 马强）

实验二 溶液的配制和稀释

【实验目的】

1. 学会托盘天平、量筒、容量瓶、移液管等仪器的使用方法。

2. 学会物质的量浓度、质量浓度溶液的配制。

3. 学会浓溶液的稀释。

【实验用品】

1. 仪器 托盘天平、烧杯、玻璃棒、量筒或量杯、滴管。

2. 试剂 氯化钠（固体粉末）、葡萄糖（固体粉末）、乙醇（$\varphi_B = 0.95$）、纯化水。

【实验内容和步骤】

一、溶液的配制

1. 配制 0.154mol/L 的生理盐水（NaCl 溶液）100ml

（1）计算 计算配制 0.154mol/L 的 NaCl 溶液 100ml 需要 NaCl 的质量。

（2）称量 根据计算结果在托盘天平上准确称取固体 NaCl 的质量，置于干净的 100ml 烧杯中。

（3）溶解 在烧杯中加入约 30ml 纯化水，用玻璃棒搅拌，使固体 NaCl 全部溶解、静置。

（4）转移 将烧杯中的溶液通过玻璃棒转移到 100ml 量筒中，用少许纯化水洗涤玻璃棒和烧杯 2～3 次，将洗涤液也转移到量筒中。

（5）定容 向量筒中慢慢加入纯化水至 100ml 刻度下 1cm 左右，改用胶头滴管逐滴加入，使溶液的凹液面最低点恰好与刻度线相切（平视）。

（6）混匀 用玻璃棒搅拌均匀。

（7）回收 将配制好的 NaCl 溶液倒入指定的回收瓶中。

2. 配制质量浓度为 10g/L 的葡萄糖溶液 100ml

（1）计算 计算配制质量浓度为 10g/L 葡萄糖溶液 100ml 需要固体 NaOH 的质量。

（2）称量 根据计算结果在托盘天平上准确称量固体葡萄糖的质量，置于干净的 100ml 烧杯中。

（3）溶解 在烧杯中加入约 30ml 纯化水，用玻璃棒搅拌，使固体葡萄糖全部溶解，冷却至室温。

（4）转移 将烧杯中的溶液转移到 100ml 量筒（或量杯）中，用少许纯化水洗涤烧杯 2～3 次，将洗涤液也转移到量筒中。

（5）定容 向量筒中慢慢加入纯化水至 100ml 刻度下 1cm 左右，改用胶头滴管逐滴加入，使溶液的凹液面最低点恰好与刻度线相切（平视）。

（6）混匀 用玻璃棒搅拌均匀。

（7）回收 将配制好的葡萄糖溶液倒入指定的回收瓶中。

二、溶液的稀释

用体积分数为 0.95 的药用乙醇配制体积分数为 0.75 的消毒乙醇 95ml。

（1）计算 计算配制 95ml 消毒乙醇（$\varphi_B = 0.75$），所需药用乙醇（$\varphi_B = 0.95$）的体积。

（2）量取　根据计算结果，用 100ml 的量筒（干净、干燥）量取所需的药用乙醇（$\varphi_B = 0.95$）的体积。

（3）定容　向量筒中加入纯化水至 95ml 刻度下 1cm 左右，改用胶头滴管逐滴加入，使溶液的凹液面最低点恰好与刻度线相切（平视）。

（4）混匀　用玻璃棒搅拌均匀。

（5）回收　将配制好的乙醇溶液倒入指定的回收瓶中。

【实验注意事项】

1. 用托盘天平称量固体 NaCl、葡萄糖等试剂时，不能将试剂直接放在天平盘上，应将试剂放在称量纸或玻璃杯上称量。

2. 配制过程中，对溶解比较慢、热效应较大的试剂应先在烧杯中溶解，不能直接在量筒中溶解。

【问题与讨论】

1. 为什么不能直接在量筒中进行搅拌溶解操作？

2. 将烧杯中的溶液倒入量筒后，为何要将烧杯洗涤 2 ~ 3 次，并将洗涤液也倒入烧杯中？

（黄俊娴）

实验三　电解质溶液

【实验目的】

1. 加深对强电解质和弱电解质概念理解，并学会用实验操作方法区分强、弱电解质。

2. 进行弱电解质电离平衡、盐的水解和缓冲作用的实验操作。

3. 熟练使用广泛 pH 试纸测定溶液的酸碱性。

4. 培养细致、严谨的学习态度和团结合作的精神。

【实验用品】

1. 仪器　试管、试管架、白色点滴板、10ml 量筒、滴管、小烧杯。

2. 试剂　1mol / L 的 HCl、CH_3COOH、CH_3COONa、$NH_3 \cdot H_2O$、NaOH；0.5mol/L 的 NaCl、Na_2CO_3、$ZnSO_4$；锌粒、氯化铵晶体、酚酞试液、广泛 pH 试纸。

【实验内容和步骤】

一、强电解质和弱电解质

（一）强弱电解质的比较

1. 在白色点滴板凹穴内分别滴入 3 滴 1mol/L 的 HCl 溶液和 1mol/L 的 CH_3COOH 溶液，用 pH 试纸测定其 pH 分别为_____和_____。

2. 在两支试管中分别加入 1 小粒锌粒，然后分别加入 1mol/L 的 HCl 和 1mol/L 的 CH_3COOH 溶液各 2ml，观察到的现象_____。

（二）弱电解质电离平衡移动

取 4 支试管，各加入 1mol/L 的氨水 2ml 和酚酞试液 1 滴，再按下表加试剂，观察现象。

解释原因	试管号	加入试剂	现象
	1	1mol/L 的 HCl 1 滴	
	2	1mol/L 的 NaOH 1 滴	
	3	氯化铵晶体少许	
	4	对照试管	

二、盐的水解

在白色点滴板凹穴内分别滴入 0.5mol/L 的 NaCl、Na_2CO_3、$ZnSO_4$溶液各 3 滴，用 pH 试纸测定它们的近似 pH，记入下表。

溶液名称	近似 pH	溶液的酸碱性	解释原因
0.5mol/L 的 NaCl	pH =		
0.5mol/L 的 Na_2CO_3	pH =		
0.5mol/L 的 $ZnSO_4$	pH =		

三、缓冲溶液的配制和性质

1. 取 4 支试管编号，按下表数据在试管中分别加入蒸馏水、1mol/L 的 CH_3COOH 和 1mol/L 的 CH_3COONa 溶液，然后用 pH 试纸测定 4 支试管内溶液的 pH，记入下表。

2. 在 1、3 试管中各滴加 1 滴 1mol/L 的 HCl 溶液，在 2、4 试管中各滴加 1 滴 1mol/L 的 NaOH 溶液，振荡后分别测 4 支试管内溶液 pH，记入下表。

3. 比较加少量酸或碱后溶液 pH 的变化情况，记入下表。

试管编号	加入试剂的量	pH	加酸或碱后 pH	加酸或碱前后 pH 变化
1	CH_3COOH 1ml CH_3COONa 1ml 蒸馏水 2ml	pH =	加 1 滴 HCl 后 pH =	
2	CH_3COOH 1ml CH_3COONa 1ml 蒸馏水 2ml	pH =	加 1 滴 NaOH 后 pH =	
3	蒸馏水 4ml	pH =	加 1 滴 HCl 后 pH =	
4	蒸馏水 4ml	pH =	加 1 滴 NaOH 后 pH =	

【实验注意事项】

1. 本次实验试剂较多，应注意试剂瓶内的滴管不可"张冠李戴"，以免污染试剂。

2. 点滴板每次使用后应冲洗干净再用。

3. 本实验用的 pH 试纸较多，切不可把 pH 试纸直接插入试剂瓶中，用后也不可抛入水槽中，以防下水道堵塞。

【问题与讨论】

1. HCl—NaCl 能否组成缓冲对？为什么？

2. 设计一个实验方案，用最简便的方法鉴别 NaCl、NH₄Cl 和 Na₂CO₃。

（王砚辉）

实验四　糖类和蛋白质的性质

【实验目的】

1. 能熟练应用托伦试剂、斐林试剂、班氏试剂进行还原性糖的检验。

2. 会进行蔗糖、淀粉水解的实验操作。

3. 能进行淀粉性质的实验操作。

4. 加深理解所学有关蛋白质性质的理论知识。

【实验用品】

1. 仪器　试管夹、试管、试管架、白瓷点滴板、玻璃棒、酒精灯、石棉网、铁三角架、烧杯、水浴箱。

2. 试剂　$0.1mol/L$ AgNO₃ 溶液、$2mol/L$ 氨水、$0.3mol/L$ 葡萄糖溶液、$0.3mol/L$ 果糖、$20g/L$ 淀粉溶液、班氏试剂、碘试剂、$0.3mol/L$ 蔗糖溶液、$0.3mol/L$ 麦芽糖、$2mol/L$ NaOH 溶液、浓硫酸、红色石蕊试纸、1∶10 的鸡清蛋白溶液、10% 的氢氧化钠溶液、茚三酮试剂、1% 硫酸铜溶液、饱和的硫酸铜、碱性醋酸铅、3% 硝酸银、5% 醋酸、饱和的苦味酸、饱和的鞣酸溶液。

【实验内容和步骤】

一、糖类的主要性质

（一）还原性糖的检验

1. 银镜反应　取洁净的大试管一支，加入 $0.1mol/L$ AgNO₃ 溶液 5ml，$2mol/L$ NaOH 溶液 1 滴，此时有沉淀生成。在不断振摇下逐滴加入 $2mol/L$ 氨水，边加边振荡，直到生成的沉淀刚好溶解为止，即得托伦试剂。

将制得的托伦试剂分装在 5 支试管中，再分别加入 $0.3mol/L$ 葡萄糖溶液、$0.3mol/L$ 果糖、$0.3mol/L$ 蔗糖溶液、$0.3mol/L$ 麦芽糖、$20g/L$ 淀粉溶液各 1ml，混匀，置于

60℃水浴中加热数分钟，观察现象并解释。

2. 与班氏试剂的反应 取洁净的试管 5 支，各加入班氏试剂 2ml，再分别加入 0.3mol/L 葡萄糖溶液、0.3mol/L 果糖、0.3mol/L 蔗糖溶液、0.3mol/L 麦芽糖、20g/L 淀粉溶液各 10 滴，混匀，沸水浴中加热 2~3 分钟，观察现象并解释。

（二）淀粉和碘试液的显色反应

取洁净试管 1 支，加入 20g/L 淀粉溶液 10 滴，滴入碘试液 1 滴，观察现象并解释。

（三）淀粉水解

1. 取洁净试管 1 支，加入 20g/L 淀粉溶液和班氏试剂各 1ml，沸水浴中加热 2 分钟，观察现象并解释。

2. 取洁净试管 1 支，加入 20g/L 淀粉溶液 2ml，滴入浓硫酸 4 滴，混匀，热水浴中加入 6 分钟后，每隔 2 分钟用玻棒取出一滴在点滴板上，用碘试剂检验水解进行的程度，直至溶液呈黄色，再加热 2 分钟。冷却，滴加 2mol/L NaOH 溶液至红色石蕊试纸变蓝。

取上述水解液 2ml，加班氏试剂 1ml，沸水浴中加热，观察现象并解释。

二、蛋白质的主要性质

（一）蛋白质的呈色反应

1. 双缩脲反应 取小试管 1 支，加入 1~2ml 清蛋白溶液和 1~2ml 10% 的氢氧化钠溶液，再加几滴 1% 硫酸铜溶液共热，观察紫红色物质的生成。

2. 茚三酮反应 取小试管 1 支，加入 1~2ml 清蛋白溶液，再滴入茚三酮试剂 2~3 滴，在沸水浴中加热 1~2 分观察蓝紫色物质的生成。

（二）蛋白质的沉淀反应

1. 重金属盐的沉淀反应 取三支试管，标明号码，各加入 1ml 清蛋白溶液，再分别加入饱和的硫酸铜、碱性醋酸铅、3% 硝酸银 2~3 滴，观察沉淀的析出。

2. 与生物碱试剂的沉淀反应 取两支试管，各加 1ml 蛋白质溶液，并滴加 5% 的醋酸使之呈酸性（这个反应最好在弱酸溶液中进行）。然后分别滴加饱和的苦味酸和饱和的鞣酸溶液，直至沉淀发生为止。

【实验注意事项】

1. 配制托伦试剂时，NaOH 不要过量，免得生成沉淀过多。

2. 做银镜反应的试管必须刷干净，如果试管内壁不干净，反应生成的单质银不能很好地附着在试管壁上。反应完毕，先用几滴稀硝酸把银镜清洗掉，再洗刷试管。

3. 重金属在浓度很小时就能沉淀蛋白，与蛋白质形成不溶于水的类似盐的化合物。

4. 茚三酮试剂的配制：溶 0.1g 茚三酮于 50ml 水中即得。配制后应在两天内用完。放置过久，易变质失灵。

5. 双缩脲反应中，操作过程中应防止加入过多的铜盐。否则，生成过多的氢氧化铜，有碍紫色的观察。

【问题与讨论】

1. 临床上一般用什么试剂检查患者尿液中是否含有葡萄糖？为什么？

2. 鸡蛋清为何可作铅、汞中毒的解毒剂？

3. 能否用茚三酮反应鉴定蛋白质的存在？

（夏振展）

目标检测参考答案

第二单元 物质结构

一、单项选择题

1. C 2. C 3. B 4. B 5. B 6. A 7. A 8. C 9. C 10. B

二、多项选择题

1. AC 2. ABC 3. ABD 4. BC 5. BD

第三单元 溶液

一、单项选择题

1. D 2. C 3. B 4. D 5. B 6. C 7. D 8. B 9. A 10. D

二、多项选择题

1. ABC 2. BD 3. AB 4. AD 5. ABCD

第四单元 电解质溶液

一、单项选择题

1. C 2. C 3. C 4. C 5. A 6. C 7. A 8. B 9. C 10. D

二、多项选择题

1. BD 2. CD 3. AB 4. BC 5. ACD

第五单元 常见无机物及其应用

一、单项选择题

1. C 2. B 3. D 4. A 5. B 6. C 7. A 8. B 9. D 10. B

二、多项选择题

1. AC 2. ABCD 3. BCD 4. ABD 5. BD

第六单元 有机化合物与烃

一、单项选择题

1. C 2. D 3. A 4. B 5. D 6. C 7. D 8. C 9. D 10. D

二、多项选择题

1. BC 2. AC 3. CD 4. BC 5. AB

第七单元 烃的衍生物

一、单项选择题

1. D 2. C 3. B 4. D 5. C 6. D 7. B 8. D 9. C 10. A

二、多项选择题

1. ABD 2. AB 3. BD 4. ABC 5. AB

第八单元　生命中的重要有机物

一、单项选择题

1. D　2. A　3. B　4. D　5. C　6. B　7. A　8. A　9. D　10. A

二、多项选择题

1. ABC　2. CD　3. AB　4. ABCD　5. ABCD

附 录

附录一　国际单位制（SI）的基本单位

物理量	单位名称		符号
	中	英	
长度	米	meter	m
质量	千克	kilogram	kg
时间	秒	second	s
温度	开［尔文］	kelvin	K
物质的量	摩［尔］	mole	mol
电流强度	安［培］	ampere	A
发光强度	坎［德拉］	candela	cd

附录二　常见物理量与单位

物理量名称	物理量符号	单位名称	单位符号	换算关系
长度	L，l	米	m	SI 基本单位
		厘米	cm	$1cm = 10^{-2}m$
		毫米	mm	$1mm = 10^{-3}m$
		微米	μm	$1\mu m = 10^{-6}m$
		纳米	nm	$1nm = 10^{-9}m$
质量	m	千克	kg	SI 基本单位
		克	g	$1g = 10^{-3}kg$
		毫克	mg	$1mg = 10^{-6}kg$
时间	t	秒	s	SI 基本单位
		分	min	$1min = 60s$
		时	h	$1h = 60min$
温度	T，t	开氏度	K	SI 基本单位
		摄氏度	℃	$t(℃) = T - 273.15(K)$

物理量名称	物理量符号	单位名称	单位符号	换算关系
体积	V	升	L（l）	$1L = 10^{-3}m^3$
		毫升	ml	$1ml = 10^{-3}L$
物质的量	n	摩尔	mol	SI 基本单位
		毫摩尔	mmol	$1mmol = 10^{-3}mol$
摩尔质量	M	克每摩尔	$g \cdot mol^{-1}$	—
摩尔体积	V_m	升每摩尔	$L \cdot mol^{-1}$	—
密度	ρ	克每立方厘米	$g \cdot cm^{-3}$	—
		千克每立方米	$kg \cdot m^{-3}$	—
		千克每升	$kg \cdot L^{-1}$	—
能量	E（w）	焦耳	J	SI 导出单位
		千焦	kJ	$1kJ = 10^3J$
压强	P	帕斯卡	Pa	
		千帕	kPa	$1kPa = 10^3Pa$
物质的量浓度	c_B	摩尔每升	$mol \cdot L^{-1}$	—
质量浓度	$ρ_B$	克每升	$g \cdot L^{-1}$	—
体积分数	$φ_B$	—	—	—
质量分数	$ω_B$	—	—	—

附录三　酸、碱和盐的溶解度表（293.15K）

	OH^-	NO_3^-	Cl^-	SO_4^{2-}	S^{2-}	SO_3^{2-}	CO_3^{2-}	SiO_3^{2-}	PO_4^{3-}
H^+	—	溶、挥	溶、挥	溶	溶、挥	溶、挥	溶、挥	微	溶
NH_4^+	溶、挥	溶	溶	溶	溶	溶	溶	溶	溶
K^+	溶	溶	溶	溶	溶	溶	溶	溶	溶
Na^+	溶	溶	溶	溶	溶	溶	溶	溶	溶
Ba^{2+}	溶	溶	溶	不	—	不	不	不	不
Ca^{2+}	微	溶	微	微	—	不	不	不	不
Mg^{2+}	不	溶	溶	溶	—	微	微	不	不
Al^{3+}	不	溶	溶	溶	—	—	—	不	不
Mn^{2+}	不	溶	溶	溶	不	不	不	不	不
Zn^{2+}	不	溶	溶	溶	不	不	不	不	不
Cr^{3+}	不	溶	溶	溶	—	—	—	不	不
Fe^{2+}	不	溶	溶	溶	不	不	不	不	不
Fe^{3+}	不	溶	溶	溶	—	—	不	不	不

	OH^-	NO_3^-	Cl^-	SO_4^{2-}	S^{2-}	SO_3^{2-}	CO_3^{2-}	SiO_3^{2-}	PO_4^{3-}
Sn^{2+}	不	溶	溶	溶	不	—	—	—	不
Pb^{2+}	不	溶	微	不	不	不	不	不	不
Cu^{2+}	不	溶	溶	溶	不	不	不	不	不
Bi^{3+}	不	溶	—	溶	不	不	不	—	不
Hg^+	—	溶	不	微	不	不	不	—	不
Hg^{2+}	—	溶	溶	溶	不	不	不	—	不
Ag^+	—	溶	不	微	不	不	不	不	不

（李世杰　马　强）

参考文献

[1] 李世杰，刘志娟. 医用化学基础 [M]. 北京：人民卫生出版社，2018.

[2] 牛秀明，林珍. 无机化学 [M]. 北京：人民卫生出版社，2018.

[3] 顾卫兵. 实用化学 [M]. 苏州：苏州大学出版社，2014.

[4] 郑明金，魏剑平. 医护化学 [M]. 北京：中国医药科技出版社，2013.

[5] 许海霞，王秀丽. 医用化学基础 [M]. 郑州：郑州大学出版社，2013.

[6] 项岚，段广河. 医用化学 [M]. 北京：中国医药科技出版社，2013.

[7] 芦金荣. 有机化学 [M]. 南京：东南大学出版社，2012.

[8] 张雪昀. 药用化学基础（二）——有机化学 [M]. 北京：中国医药科技出版社，2011.

[9] 杨艳杰. 化学 [M]. 北京：人民卫生出版社，2011.

[10] 杨艳杰，彭裕红. 医用化学 [M]. 西安：第四军医大学出版社，2010.

[11] 綦旭良. 化学 [M]. 北京：科学出版社，2010.